KB067970

우리는
미국
전문간호사
입니다

진료하고 처방하는 미국 간호사, NP 되기

우리는 미국 전문간호사 입니다

Nurse Practitioner

김은영 · 안윤선 · 정재이 지음

한국 간호사 출신 NP가 알려주는
미국 전문간호사 되기 Q&A 가이드북

푸른향기
Prune Publishing Co.

미국에서는
전문간호사가
진료도 하고
처방도 한단다

"미국에서는 전문간호사(Nurse Practitioner, 이하 NP)가 환자 진료도 하고 처방도 한단다."

갓 대학을 들어온 새내기 시절, 교수님께서 흘러가듯 가볍게 던지신 한마디에 모두가 웅성거렸던 그날을 기억한다. 간호사가 약이나 검사를 처방한다고? 간호사가 주치의가 되어서 환자 진료를 본다고? 이게 다 무슨 말인가, 처방이나 진료는 의사들의 고유 권한이 아니던가? 왜 간호사들이 그런 일을 하지? 미국 의사들은 반대하지 않을까? 그렇게 수많은 질문들을 서로에게 던지며(이제 막 간호대학을 들어온, 간호의 기본도 모르던 학생들이 답을 알 리가 만무했지만) 막연하게 '미국의 NP들은 도대체 어떤 사람들일까?' 하는 질문을 마음속에 품게 된 것이 이 모든 것의 시작이었다.

2004년 3월에 처음 만나 4년이라는 시간을 한 교실 안에서 같이 공부했던, 지극히 평범했던 세 명의 간호대학 학생들. 졸업 후 한국의 내로라하는 대형병원에 들어갔지만, 내심 기대하던 미국 메디컬 드라마 속 간호사들의 모습과는 다른 현실에 괴리감이 생겼다. 무언가 채워지지 않는 공허함이 커졌다. '그래, 똑같이 환자를 간호하는 일, 미국에서 못할 것 있나' 싶은 마음으로 미국으로 떠나왔다.

호기롭게 시작했지만 NP가 되는 과정 매 순간, 매 단계를 온몸으로 부딪히며 스스로 배워가야 했던 우리들의 미국 정착기. 미국 간호사에 대한 정보는 넘쳐나는데, NP에 대해서는 물을 곳이 없었다. '주변에 아는 NP가 있었으면 좋겠다. 누군가 이 질문들을 모두 대답해줬으면.' 그렇게 시행착오를 반복하며 드디어 꿈에 그리던 NP가 되고 나니 문득 이런 생각이 들었다.

'아직도 누군가는 우리가 했던 같은 고민들을 하고 있겠지?'

미국에서 대학원 NP 과정을 거쳐 임상에서 NP로서 일하게 되기까지의 그 과정. 결코 쉽지 않았지만, 그렇다고 '정말 못 해먹겠다' 싶지는 않았던 그 여정을 지금부터 공유해본다. 혹시 지금 새로운 변화가 필요한 시기라면, 혹은 앞으로 무엇을 해야 할지 고민 중이라면, 심호흡을 크게 한 번 하고 첫 장을 넘겨보길 바란다. 막연하게 그려보다가도 '에이, 내가 그걸 어떻게 해?' 하고 포기하기 일쑤였던 그 꿈이, 사실은 해볼만한 도전이었음을 곧 발견하게 될 테니까.

CHAPTER 2: NP는 어떻게 될 수 있나요?

STEP 1: 미국 간호사 되기

STEP 2: 대학원 NP 과정 들어가기

CHAPTER 3: NP로 미국에 정착하기

CHAPTER 4: NP가 들려주는 NP 이야기

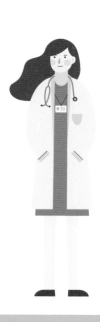

CHAPTER
#1

_____

NP가 뭐예요?

우리가 처음 미국으로 가겠다고 주위에 알렸을 때의 반응은 한결같았다. "번듯한 직장을 놔두고 굳이 왜?" 그러게, 우리는 왜 남들은 들어가고 싶어 난리인 안정적인 직장, 한국의 대형병원을 떠나야 했을까? 그리고 왜 동료들이 그렇게 꿈꾸던 미국 간호사가 아닌 NP가 되었을까?

우리는 미국에 건너와 많은 시행착오를 거치며 NP라는 불모지에 닿았다. 아직 한국 간호사들의 발길이 많이 닿지 않은 곳, 그래서 더 많이 알려주고 싶은 곳.

한국의 전문간호사와는 너무 달라서 생소하기에, 우리 부모님들을 포함한 많은 사람들이 수없이 물어보았던 바로 그 질문, "NP가 뭐예요?" 지금부터 함께 자세히 알아보자.

Q. NP가 뭐예요?

A. NP란 Nurse Practitioner의 약자로, 상급 실무 간호사(Advanced Practice Registered Nurse, APRN)의 한 종류이다. 즉, 추가의 교육과정을 통해 획득한 상급 수준의 간호 지식과 기술을 수행하는 '(실무) 전문 간호사'이다.

더 간단하게 설명한다면? '의사의 역할이 주어진 간호사'라 할 수 있겠다. 미국의 몇 개 주에서는 '의사와 동급의 역할'을 하기도 한다. 여기서 말하는 '역할'이라 함은 각 NP의 임상 훈련 배경에 따라 정해진다. 예를 들어 소아과를 배경으로 임상 훈련을 받은 NP

는 소아과 의사와 같은 역할이 주어지고, 정신과를 전공한 NP는 정신과 의사와 같은 역할을 하는 것이다. 임상 훈련을 받을 수 있는 전공은 다양하므로, NP는 사실 상 환자가 있는 어느 분야에나 존재한다고 할 수 있다.

Q. NP와 간호사는 어떻게 다른가요?

A. 아주 간단하게 대답하자면, NP는 일반 간호사(Registered Nurse, RN)와는 달리 치료계획 수립과 약물 및 검사 등을 처방할 수 있는 권한이 있다. 예를 들어 중이염에 항생제와 같은 약물을 처방할 수 있고, 신경학적 증상을 보고 감별 진단을 위해 뇌 MRI와 같은 진단 검사를 처방할 수 있는 권한이 있는 것이다. 1차 의료(Primary Care)를 담당하는 NP는 질병의 치료나 예방, 건강유지 및 증진을 위해 행해지는 모든 의료행위를 수행하며, 내원환자를 담당하는 급성 의료(Acute Care) NP는 급성 질환의 진단과 치료를 위한 의료서비스를 제공한다. NP가 되기 위해서는 기본 간호사 임상훈련에서 더 나아가 상급과정의 임상훈련이 포함된 석사, 또는 박사 이상의 교육을 마쳐야 한다.

Q. NP는 의사와 어떻게 다른가요?

A. NP와 의사의 역할은 비슷하다. 하지만 NP가 얼마나 독립적으로 일할 수 있는지는 미국의 각 주(State)마다 차이가 있다.

미국의 약 20여개 주에서는 NP가 의사와의 계약이나 감독 없이 독립적으로 의료서비스를 제공할 수 있다. 이를 'Full Scope of Practice'라고 표현한다. 그 외의 주에서는 NP와 의사의 합의하에 맺어진 '표준화된 절차(Standardized Procedure)'라고 불리는 일종의 프로토콜 내에서만 NP가 독립적으로 진단 및 치료를 할 수 있다.

표준화된 절차(Standardized Procedure)란?

NP가 독립적으로 일할 수 있는 주도 있지만, NP 역할에 제약이 있는 주에서는 NP의 활동범위를 지정해주는 프로토콜이 존재한다. 이 프로토콜을 표준화된 절차라고 부른다. 의사의 서명이 필요한 이 프로토콜은 NP의 임상 훈련 배경을 토대로 작성이 되기 때문에, 향후 법적으로 NP의 훈련 배경을 뒷받침해주는 자료가 된다. 그러므로 법적으로 NP를 보호해주는 역할을 할 뿐만 아니라, NP가 안전하게 의료행위를 수행할 수 있는 자격이 있다는 증거를 제시함으로써 환자의 안전을 도모한다.[1]

NP와 의사의 역할이 겹치기는 하지만 두 직종은 엄연히 다르다. 의사가 공부하는 의학의 깊이는 매우 깊고 넓다. 기초의학부터 임상의학까지 모든 분야를 심도 있게 다룬다. 어느 전공 분야에서나 환자를 볼 수 있도록 교육을 받은 후, 긴 기간에 걸쳐 본인의 관심 분야에 대한 훈련을 받는다. NP는 '간호학 배경'에 자신이 선택한 전공에 대한 추가의 교육과 훈련을 걸쳐(환자와 직결되는 임상에 초점이 맞춰진) 더 넓은 역량을 발휘할 수 있는 간호사이다.

Q. NP가 하는 일, 아직도 잘 이해가 안가요

A. 아직 NP가 무슨 일을 하는지 모르겠다면, 예를 들어보자.

한 환자가 심한 복통을 호소하며 응급실에 내원했다. 응급실에서 오래 일한 간호사는 들어오는 환자의 모습을 보기만 해도 이게 응급인지 아닌지 알 수 있다. 급성 충수염(맹장염)이 의심된다 하더라도 복부 컴퓨터 단층촬영(Computed Tomography, CT) 검사를 처방하거나 염증 수치를 확인하는 혈액 검사를 처방할 권한은 없다. 간호사는 의사를 호출한다.

응급실 당직의사가 각종 혈액검사와 복부 CT를 처방하고 다른 응급 환자를 보기 위해 자리를 비웠다. 잠시 후 검사결과가 나왔고, 간호사는 이 결과가 의사의 신속한 검토가 필요하다고 판단했다. 간호사는 의사를 호출한다. 의사가 다시 환자에게 와서 검사결과를 확인한 후 응급 수술이 이루어지도록 한다.

자, 이제 미국으로 가보자. 같은 상황에 NP가 존재한다면?
환자가 심각한 복통을 호소하며 응급실로 들어선다. 응급실 NP

는 환자가 들어오는 순간부터 의심되는 진단을 감별하기 위한 검사를 독립적으로 처방한다. 각종 혈액 검사 및 복부 CT 검사를 처방하고 결과를 기다린다. 결과가 나오면 환자 건강 사정 및 검사 결과 판독을 통해 급성 충수염 진단을 내린 후 수술을 결정한다. 수술 집도의에게 환자의 상태 및 검사 결과를 알리고 환자를 수술실로 보낸다.

이처럼 의사에게 보고 및 처방을 기다리는 시간을 줄일 수 있고, 결과적으로 환자가 겪어야 할 불필요한 대기시간이 굉장히 짧아진다. 이로써 응급실 의사는 더 위급한 환자에게 집중할 수 있고, 환자들은 효율적이고 질 높은 의료서비스를 받을 수 있다.

또 다른 예를 들어보자.

몇 달 동안 왼쪽 가슴이 아파 검사를 받아보니 심장 혈관이 좁아져 있어 심장 혈관을 뚫는 혈관 조영술을 받아야 한다고 한다. 대형병원의 유명하다는 의사에게 시술을 받고 싶어서 예약을 하려고 하니 3-4개월의 대기시간은 기본이다. 어렵게 진료를 예약하고 수개월을 기다린 후 진료를 받을 날이 왔다. 몇 시간의 대기 시간을 기다려 진료를 보러 들어간다. 시술 날짜를 결정하고 5-10분만에 진료가 끝난다.

이 조영술이 나에게 꼭 필요한가? 이것이 최선의 치료인

수많은 질문이 머릿속을 맴돌지만 짧은 진료시간 안에 차마 다 물을 수 없다. NP가 바로 이럴 때 값지다. NP는 환자가 병원을 방문하기 전부터 환자의 상태를 파악하기 시작한다. 외부 병원에서 보내준 환자의 진료 및 검사 기록들을 꼼꼼히 살펴본다. 환자가 진료를 보러 오면 추가 검사를 처방하고 환자의 현재 상태를 파악한다. NP는 의사와 상의 후 환자를 위한 앞으로의 치료 계획을 세운다. 진료를 마친 후에는 환자에게 남은 궁금증을 해결해주고 추가의 교육(재발 방지를 위한 혈압 조절, 고지혈증 조절, 식단, 운동 및 생활습관 개선 등)을 제공한다. 환자에게 맞는 고혈압 및 고지혈증 약을 처방하고, 추후 재검을 위한 혈액 검사를 처방해 앞으로의 치료 및 경과 관찰 계획을 환자에게 교육한다.

이렇게 NP의 존재가 전반적인 의료서비스 전달 방식에 어떤 긍정적 변화를 주는지, 그리고 제공되는 의료서비스의 질을 얼마나 향상시키는지 조금은 이해가 되었을까? 결과적으로 의사는 시술에 더욱 집중할 수 있게 되고, 주어진 시간 동안 더 많은 환자들을 볼 수 있게 된다. 환자들은 의사를 보기 위한 대기시간이 줄어들뿐

더러 시술도 빨리 받을 수 있고, 추가의 교육을 통해 앞으로의 치료계획을 보다 정확하게 이해할 수 있으니, 의료서비스의 질도 향상되는 셈이다. 이러니 너도 나도 NP를 찾을 수밖에.

Q. NP는 왜 생겼나요?

A. NP의 역할을 이해하기 위해서는 NP라는 직업이 생기게 된 배경에 대한 이해가 필요하다. NP가 탄생한 배경은 1960년대, 미국의 의료서비스 결핍 현상에서 시작된다. 의료서비스 결핍이 발생한 이유는 아이러니하게도 미국 의학의 발전과 연관이 있다. 의학의 눈부신 발전으로 의대생들의 관심이 1차 의료보다는 보다 전문적인 분야로 쏠리게 되었고, 그러는 와중에 평균수명이 늘어나며 만성 질환을 가진 인구 층이 늘어나게 되었다. 하지만 이 늘어난 만성 질환 인구를 책임질 의료진의 수가 부족한 것이 현실이었다. 때마침 임상 경력이 많은 간호사들의 학업적 열망이 커지고 있었기에 NP라는 새로운 역할이 생겨났고, 이는 의료진 부족 현상을 해소하는 데 일조하였다.[2][3]

특히나 의료진들의 기피 현상으로 인해 의료서비스 결핍이 심했던 시골이나 지방에서부터 NP의 역할이 주목받기 시작했고, 1980년대에 이르러 NP 과정이 공식적인 석사과정으로 자리를 잡았다.

Q. NP의 전망은 어떤가요?

A. NP라는 역할이 생긴 것이 이제 약 50여 년 정도밖에 되지 않았기에, 미국 내에도 아직 NP의 역할을 잘 모르는 사람들이 종종 있다. 하지만 짧은 역사에도 불구하고 여전히 빠른 성장세로 NP의 수는 증가하고 있다.

1979년 약 15,000명 정도로 추정되었던 NP의 수는, 1983년에 이르러 약 22,000-24,000명으로 증가하였다. 그 후 급속한 성장률을 보이며 2009년에는 약 130,000명, 2018년을 기준으로 약 248,000명 이상의 NP가 있다고 보고되었다. 이 증가 속도는 과거에 예측되었던 것보다 훨씬 빠르다. 한 예로, 2012년에 보스턴의 한 연구재단에서 발표한 보고에 따르면, NP의 수는 2025년까지 약 198,000 명으로 늘어날 것이라 전망하였는데, 2018년을 기준으로 NP의 수는 이미 그 예상을 뛰어넘은 속도로 성장하고 있기 때문이다. 그러면 '이미 NP는 충분히 많은 것 아닌가요?' 하고 물을 수도 있겠다. 하지만 현재 매해 배출되는 NP의 수는 의료시장의 수요에 아직 미치지 못하는 실정이다.

미국 노동통계국(Bureau of Labor Statistics, BLS)에 의하면 NP 시장은 2026년까지 35.2%나 더 커질 것이라고 보고 있다. 전체 직군의 평균 성장 속도가 약 4.5%에서 8.5%임을 감안하면 NP의 시장이 얼마나 빠른 속도로 커지고 있는지 알 수 있다.

특히 뉴스를 통해 누구나 한 번쯤은 들어봤을 미국의 오바마 케어(Obama Care)*를 통해, 그동안 보험 혜택이 없어 의료서비스를 받을 수 없던 많은 환자들의 병원 접근성이 커지게 되었다. 이에 고령화된 베이비붐 세대의 인구까지 합세하면서, 늘어난 의료 수요를 충족시키기 위해 더 많은 NP들이 필요할 전망이다. 그러니 지금 NP에 도전해도 아직 늦지 않았다는 것![4) 5) 6) 7)]

* 오바마 전 미국 대통령이 2010년에 통과시키고 2014년부터 시행된 의료보험 체계 개혁안으로, 전국민의 의료보험 가입 의무화와 저소득층에 대한 보조를 제공하자는 법안이다. 정식 명칭은 '환자 보호 및 부담 적정보험법(Patient Protection and Affordable Care Act, PPACA)'이다.

Q. NP가 왜 그렇게 많이 필요한가요?

A. NP는 의료비용을 절감시키는 데 중요한 역할을 한다. 이는 단순히 환자의 병원 부담금이 저렴해진다는 이야기가 아니다. NP, 특히 지역사회에서 활약하는 1차 의료 NP(Primary Care NP)는 예방에 초점을 둔 접근을 통해 환자들의 예방 가능한 응급실 방문율 및 입원율을 감소시킨다. 이는 환자 본인의 의료비는 물론 정부적 차원의 의료비 부담을 줄여주는 긍정적 효과를 가져온다는 의미이다.[8)]

인슐린을 처음 시작하는 당뇨병 환자의 예를 들어보자.

당뇨 환자가 경구약만으로 혈당조절이 어려워지면 인슐린이라는 호르몬제를 주사하여 혈당을 조절하여야 한다. 인슐린은 그 작용기전에 따라 수많은 종류로 나뉜다. 그 중 자신에게 맞는 인슐린을 결정하고 적정 용량을 찾을 때까지 의료인에게 자주 진료를 받아야 한다. 특히 인슐린 사용이 미숙한 환자들이 처음 인슐린 치료를 시작할 때 저혈당으로 응급실을 방문하는 일이 빈번하게 일어난다. 이럴 때 NP는 지속적인 환자 관리를 통해 환자의 인슐린에 대한 이해를 돕고, 적절한 주사 방법을 교육할 수 있다. 또한 환자의 혈당을 면밀히 모니터하고, 적절한 인슐린의 종류와 용량을 처방하여, 환자의 불필요한 응급실 방문율을 줄일 수 있다. 장기적으로는 효율적인 당뇨조절을 통해 당뇨의 주요 합병증인 신부전, 뇌졸중, 망막증, 신경 합병증 및 당뇨 발 절단 등을 막도록 도울 수 있다.

최근에는 미국의 여러 의료보험 회사에서도 예방의 중요성을 크게 인지하고 NP들을 적극 활용하여, 예방중심의 접근법인 예방의학을 강조하고 있는 추세이다. 이러한 긍정적 영향력 덕분에 NP의 역할이 미국의 의료정책에도 반영되고 있으며, 미국 의료보험 시스템의 중심에서 NP가 점점 더 중요하게 자리를 잡아가고 있다.

혹시 의료비용이 절감된다는 이유로 NP를 쓴다면, 의료의 질이 떨어지진 않을까 하는 의문점이 생길 수도 있겠다. 실제로 많은 연구진과 기관들이 NP가 제공하는 의료서비스의 질에 대해 연구하였고, 그 결과 의사의 서비스와 비교하였을 때 큰 차이가 없었다고 발표하였다.[9] 그 핵심적인 이유는 NP의 본질적 '질병 예방' 접근방법 때문이라고 하였다. 간호학에서 강조하는 '전인적 접근'을 바탕으로 의학을 접목시켰기에, NP는 처방과 같은 치료적 중재와 더불어 생활습관 개선 및 교육과 같은 분야에서도 강한 면모를 보여주고 있는 것이다. 높은 질의 의료서비스를 제공하는 한편, 예방과 전인적 접근을 바탕으로 의료비용 절감에도 앞장서고 있는 NP의 역할. 이 정도면 그 수요가 나날이 증가하는 이유에 대한 충분한 설명이 되지 않을까?

Q. NP는 병원에서만 일하나요?

A. NP가 일할 수 있는 환경은 너무나 다양하다. 간단하게 말하면 '환자가 있는 거의 모든 곳'에 NP가 존재한다고 할 수 있다. 우리나라도 간호사들이 병원, 동네 의원뿐만 아니라, 여러 공공기관, 회사, 학교, 연구소 등에서 다양한 역할들을 담당하고 있지 않은가.

NP의 역할은 미국의 의료체계와도 관련이 있다. 따라서 NP가 일하는 환경에 대한 이해를 위해서는 한국과는 다른 미국의 의료보험 체계에 대한 이해가 필요하다. 전 국민에게 정부적 차원의 의료보험이 제공되는 한국과 달리, 미국은 개개인이 직접 보험에 가입해야 한다. 주로 고용주를 통해 의료보험 혜택을 받거나 개인적으로 적지 않은 비용을 지불하고 의료보험을 신청해야 한다. 정부차원의 의료보험은 저임금층이나 노인층에 국한되어 제공되고 있다. 우리에게는 조금 생소할 수 있는 이 체계에 대해 간단한 예시와 함께 알아보도록 하자.

의료보험을 어디에서 제공받든지 보험 가입자는 의료보험의 종류를 먼저 선택해야 하는데, 가장 보편적인 보험의 종류는 크게 세 가지이다.

▌Health Maintenance Organization(HMO, 건강유지조직)

HMO는 비교적 의료비가 저렴하다는 장점이 있지만, 가장 제한이 많은 보험이다. 내가 원하는 특정 의사에게 언제든 진료를 받을 수 있는 것이 아니라 보험회사와 계약된 '지정된 그룹(In-Network)'에 속한 특정 의사에게만 진료를 받을 수 있다. 특정 전문의를 보기 위해서는 나의 건강을 총괄하는 의료인, 즉 주치의(Primary Care Provider, PCP)를 통해 타과 협진 의뢰(Referral)를 받은 후 승인되는 과정을 거쳐야 한다. 이때, 주치의는 In-Network인 전문의에게 환자를 의뢰해야 한다.

만성 허리 통증으로 고생하는 나에게 친구가 동네의 '유
명한 정형외과'를 소개시켜줬다. HMO 보험을 가진 나는
바로 정형외과 의사를 찾아가지 못하고 나의 지정 주치의
를 찾아간다. 주치의는 정형외과로 협진을 의뢰하기 전에
엑스레이와 같은 기본적인 검사 등을 시행하고, 진통제 처
방 등을 통해 일반적인 치료를 먼저 시도한다. 이러한 시
도에도 증상에 호전이 없을 경우에 비로소 정형외과로 타
과 협진 의뢰를 보낸다. '유명한 정형외과'가 내 보험과 계
약이 맺어진(In-Network) 클리닉이 아니라면, 내 주치의
는 나를 보험과 계약이 맺어진 다른 정형외과 전문의에게
의뢰해야 한다.

이러한 제도의 장점은 불필요하고 무분별한 전문의들의 진료를 방지
함으로써 의료비 절감 효과를 가져온다는 것이다. 하지만 환자의 입장
에서는 전문의를 바로 보지 못하고 매번 주치의를 거쳐야 하므로 전문
의의 치료가 늦어지는 불편함이 있을 수 있다.

▎Preferred Provider Organization(PPO, 특약의료조직)

이 보험은 주치의를 지정하지 않아도 되며, 병원과 계약의 제약 없이
어느 의료진에게나 진료를 받을 수 있다. 단 여기서도 선호되는 병원이
있기는 하다. 선호되는 의사나 병원(주로 Preferred나 In-Network

라고 명시된다)을 찾으면 큰 의료비용 혜택이 있는 반면, 선호되지 않는(Out-of-Network) 의사나 병원을 찾을 시 보험회사에서 제공해주는 의료비용 혜택이 적어진다.

> 위와 같은 예로, 만성 허리 통증을 위해 '유명한 정형외과' 전문의를 보고자 한다면, 그 전문의가 보험과 계약되어 있는지 확인 후 주치의를 통하지 않고 직접 정형외과 진료를 예약할 수 있다. 만약 전문의가 In-Network일 경우 개인적인 비용 없이, 혹은 적은 비용으로 치료가 가능한 반면, Out-of-Network일 경우 상대적으로 높은 비용을 지불해야 할 수 있다.

▍Exclusive Provider Organization(EPO, 지정제공자조직)

PPO와 비슷하게, 이 보험을 가지고 있으면 주치의를 통하지 않고 바로 전문의에게 진료를 받을 수 있다. 다만 HMO처럼, 보험회사와 계약된 In-Network 의사, 혹은 병원에 한해서만 의료비용 혜택이 주어진다는 제약은 동일하다. 즉, 내 보험과 계약된 그룹 안에 속한 의사와 병원 내에서는 타과 의뢰 협진 없이 진료를 받을 수 있다.

> 즉, 만성 허리 통증이 심해져 '유명한 정형외과' 전문의를 보려고 했더니, 내 보험과는 계약이 맺어지지 않은 전문의

였다면 아무런 의료 혜택 없이 자비로 진료를 봐야하는 보험이다. 만약 계약이 맺어져 있는 전문의였다면 주치의를 거칠 필요 없이 진료 예약이 가능함은 물론, 보험을 통한 의료비 혜택도 받을 수 있다.

자, 미국의 의료보험 제도에 대해 이해가 되었다면, 이제 NP들이 어떤 환경에서 활약하고 있는지 대표적인 몇 가지 분야를 살펴보자.

주치의 클리닉

많은 사람들이 저렴한 의료비용 때문에 HMO 보험을 가지고 있다. 앞서 설명하였듯이, HMO에서는 주치의 역할이 핵심이기에 NP가 주치의로서 많은 역할을 담당하고 있다. 주치의의 역할은 건강 상담, 예방접종, 신체 검진, 단순한 감기 치료에서부터 만성 질환의 치료와 관리 등을 포함한다. 우리가 감기에 걸렸거나 혹은 독감 예방접종을 할 때, 두드러기가 났을 때나 혈액검사가 필요할 때 찾는 '가정의학과 의원'을 떠올리면 이해가 편하지 않을까 싶다. 여기에 전문의와의 긴밀한 협력 또한 주치의 NP의 중요한 역할 중 하나이다. 주치의는 환자의 건강 전반을 책임지는 의료인이기 때문에 질병의 예방과 이미 가지고 있는 질환의 관리에 초점을 두고 치료 계획을 수립한다. 실제로 NP 전공자의 상당수가 주치

의 NP로 종사하고 있으니, 주치의 역할은 가히 1차 의료에서 NP
가 하는 가장 중요한 역할 중 하나라고 볼 수 있다.

전문의 클리닉

지역사회에서 환자를 진료하는 많은 전문의들이 개인 클리닉을
열어 의료서비스를 제공한다. 이때 NP는 전문의와 함께 일하며
해당 진료과에 대한 한층 심화된 의료서비스를 제공할 수 있다.
예를 들면, 가정 전문 NP나 성인-노인 전문 NP가 심장학에 관심
이 있다면 심장내과 전문의 클리닉에서, 또는 피부질환에 관심이
많다면 피부과 전문의 클리닉에서 종사할 수 있다. 여성 건강 NP
는 산부인과나 피임 전문 클리닉 등 여성 건강 중심의 전문의 클
리닉에 종사한다.

병원(외래, 병동, 특수병동, 검사실)

이는 우리에게 가장 익숙한 개념일 것이다. 병원의 여러 진료과
및 특수 파트에서 NP들이 활약하고 있다. 각 진료과의 전문의들
과 함께 일하는 NP들은 외래 진료를 보기도 하고, 시술 전후의 진
료를 담당하기도 한다. 물론 시술에 직접 참여하는 NP, 환자의 퇴
원 후 정기적 관리를 담당하는 NP들도 있다. 내분비과 NP, 종양
내과 NP, 항암치료 전문 NP, 간이식 팀 NP 및 신경과 병동 담당
NP 등, 본인의 훈련 배경에 따라 역할이 나누어지는 경우가 많

다. 특수파트, 즉 중환자실, 응급실, 마취과, 검사실 등에서도 NP가 존재하며, 보다 효율적으로 환자 관리가 이루어지도록 일조하는 중요한 인력이다.

보험회사

NP는 의료보험회사 소속 의료진의 일원으로서, 그 보험을 가지고 있는 사람들을 상대로 건강 관리를 주도하는 역할을 한다. 이 역할은 최근 미국의 주요 보험회사들 사이에서 생겨나고 있는 새로운 개념의 의료 전달 체계이다. NP는 자사의 보험을 보유한 사람들이 최적의 건강상태를 유지하도록 돕고, 고위험군 환자들의 불필요한 응급실 방문율 및 입원율을 줄이기 위해 적극적인 건강 사정, 교육, 및 예방적 치료를 행한다. 예를 들어 환자가 한 달 사이에 여러 번 같은 증상으로 응급실을 방문하는 경우, NP는 환자의 증상이 호전되지 않는 이유가 무엇인지, 주치의 및 전문의와 세운 치료 계획을 잘 따르고 있는지, 환자가 적절한 의료서비스를 받지 못하는 방해 요소가 있는지 등을 사정하고 환자에게 적절한 교육과 처방을 제공한다. 또한 주치의 및 전문의와의 의사소통을 통해 고위험군 환자의 건강 증진을 위한 치료 계획을 세우는 '환자의 옹호자'로서의 역할을 한다. 주치의로부터 처방된 타과 협진 의뢰의 내용을 검토하거나, 처방된 검사가 타당한지 검토하는 일 또한 NP가 할 수 있는 역할 중 하나이다.

호스피스

호스피스 대행사에 소속된 NP는 삶의 마지막 단계에 있는 환자와 가족들의 부담을 덜어주고 지지하는 역할을 담당한다. 호스피스 간호사들이 환자 돌봄에 초점을 둔다면, NP는 환자에게 호스피스 서비스가 필요한지 사정하고, 환자의 건강 상태 변화에 기반해 치료를 평가하며, 환자에게 적절한 의료서비스를 결정한다. 산소 치료나 통증경감을 위한 마약성 진통제를 처방하는 것은 물론, 환자의 의료기록을 검토하며, 담당 케이스 매니저와의 미팅, 기관의 스태프 및 환자/환자의 가족과의 미팅을 주관하기도 한다.

응급의료시설

미국의 응급의료시설에는 우리가 흔히 아는 응급실(Emergency Room, ER) 외에도 긴급 의료서비스(Urgent Care)를 제공하는 기관이 있다. 응급실은 그야말로 생명을 놓고 촌각을 다투는 상황에서 시급한 처치가 필요한 환자들에게 응급 진단 검사 및 치료를 제공하는 곳이라면, 긴급 의료서비스 기관은 비교적 중증도가 낮은 질병들에 대한 신속한 처치가 이루어질 수 있게 의료서비스를 제공하는 곳이라고 볼 수 있다.

예를 들어 심장마비, 뇌졸중, 심각한 화상이나 외상의 경우 즉각적인 진단 검사 및 처치, 나아가 응급 수술까지 가능한 대형병원

의 응급실을 찾아가야 한다. 하지만 비교적 중증도가 낮은 질병이
나 증상들, 예를 들면 매일 복용하던 흡입제로 해결되지 않는 심
각하지 않은 수준의 천식 발작이나 단순 고열, 급성 기관지염, 설
사, 경미한 화상이나 외상 등의 경우에(특히 자신의 주치의를 바
로 볼 수 없는 경우) 이러한 긴급 의료서비스 기관을 이용한다. 긴
급 의료서비스 기관의 의료진은 급성 질환의 증상을 경감시키는
처치를 제공하고 환자를 응급실로 이송해야 하는지, 혹은 주치의
에게 추가 진료를 받아야 하는지 등 앞으로의 치료 계획을 세운다.

응급실 이용에 대한 큰 장벽이 없는 우리나라의 의료 체계에 익
숙하다면 이러한 제도를 이해하기 힘들 수도 있다. 우리나라는 응
급실 비용이 비교적 저렴해, 중증도가 낮더라도 응급실을 이용하
는 사람들이 많다. 또한 동네 어느 병원이든 예약이나 진료 소견서
없이 상시로 이용할 수 있다. 하지만 미국은 우리나라와 다른 주치
의 제도가 있을 뿐 아니라, 응급실 방문 시 본인 혹은 보험사가 지
불해야 하는 의료비가 어마어마하기 때문에 응급실 이용이 상대
적으로 부담스럽다. 따라서 긴급 의료 시설 외에도, 동네 대형 약
국에 소속된 작은 긴급 서비스 클리닉이나 워크인 클리닉(Walk-
In Clinic, 미리 예약하지 않고 방문할 수 있는 클리닉)에서도 당
일 진료 서비스를 제공한다. 이곳에서는 신체검사, 예방접종을 포
함한 기본적인 의료서비스 외에도 경미한 급성 질환에 대한 치료

를 제공한다. NP는 전문의의 진료가 필요한 환자들을 위한 협진을 의뢰하거나, 응급상황인 경우 환자를 응급실로 이송하고 인계하는 등의 역할을 하기도 한다.

대형병원의 응급실 환자의 중증도를 분류(Triage)하고 치료의 우선순위를 결정하는 역할 또한 NP가 담당한다. 신속한 응급 처치가 필요한 고위험군 환자가 지체 없이 응급 의료서비스를 받을 수 있도록 하여 응급실 전체의 흐름이 원활하게 흐르도록 돕고, 의료인력 및 자원이 보다 효율적으로 배치될 수 있게 조율한다.

임시 계약직(Locum Tenens)

인력 제공 회사(Staffing Agency)를 통해 일을 하고 싶을 때마다 단기로 구직을 할 수도 있다. 이러한 회사를 통해 취업을 할 경우 주로 단기 계약직으로 취업을 하게 된다. 정식 직원이 아니기에 복지 혜택은 없는 대신 빠르게 취업이 가능하고 보통 평균보다 높은 시급을 받는다. 정식 직원의 부재를 채우기 위해 한시적으로 고용되는 경우가 대부분이고, 적게는 며칠, 길게는 몇 달 동안 필요로 하는 곳에 배치되는 시스템이므로, 비교적 유동적으로 스케줄을 조절할 수 있다. 이렇게 임시 계약직으로 고용된 NP를 정직원으로 채용하는 경우도 종종 있다.

공공기관(학교, 군대, 교도소 등)

NP는 다양한 공공기관에서 그 기관에 소속된 사람들의 건강 증진을 위해 일하기도 한다. 학교에서 학생들의 진료 및 상담을 담당하거나, 군대와 교도소 등의 시설에 소속되어 군인 및 수감자들의 건강을 관리하기도 한다. 특히 수감자들을 대상으로 주치의 역할을 하며, 만성질환의 관리, 급성 질환 치료 및 음주/마약 금단 현상의 관리 등은 NP의 중요한 역할 중 하나이다. 교도소에서 일하는 것을 꺼리는 사람도 있을 수 있지만, 주어지는 혜택이 많기 때문에 비교적 경쟁률이 높다.

기업

내로라하는 미국의 거대 기업들은 회사 내에 의료팀을 꾸려 직원들의 건강을 위한 서비스를 제공하기도 한다. 즉 회사 내 클리닉을 여는 회사들이 생겨나고 있는데, 큰 투자기업인 골드만삭스(Goldman Sachs), 소매업체 중 하나인 커스텀잉크(CustomInk), 주유 회사인 퀵트립(Quiktrip), 대형 은행 중 하나인 캐피털원(CapitalOne), M&M으로 잘 알려진 Mars 기업 또한 회사 내에서 의료서비스를 제공해 직원복지를 높이고 있다. 이러한 회사 내 클리닉 또한 NP가 크게 활약하는 곳이다. 요즘 주목받고 있는 기업인 아마존(Amazon)이나 애플(Apple)과 같은 회사들도 클리닉을 시범 운영하고 있어 많은 관심을 받고 있다.

에스테틱

한국에서 보톡스 주사와 필러 시술은 의사만이 할 수 있다. 하지만 미국에서는 간호사(RN) 이상의 의료인이 보톡스를 투여하고 필러를 시술할 수 있다. 물론 간호사가 투여를 할 수는 있지만, 보톡스나 필러도 의약품이기 때문에 처방이 있어야 시술이 가능하다. 간호사의 경우 의사의 처방을 받고 의사의 감독 하에 보톡스를 투여하고 필러 시술을 하는 것이 원칙이지만, NP의 경우 고객의 상태를 판단하고 처방을 내린 뒤 직접 투여를 할 수 있다. 따라서 피부 클리닉, 레이저 클리닉 등과 같은 에스테틱, 메디스파 분야에서 일하는 NP들도 늘어나고 있다. 일부 주에서는 의사 없이 NP가 독립적으로 에스테틱 클리닉을 열 수 있다.

연구시설

연구직 NP 또한 늘어나고 있는 추세이다. 주로 정부기관, 대학병원, 제약회사, 의료장비회사, 연구기관 등 다양한 기관에 속해 연구에 참여한다. 특히 연구가 항시 진행 중인 대학병원의 경우, NP가 연구에 참여 중인 환자의 전반적인 관리를 담당한다. NP는 환자가 연구 참여에 적절한 지원자인지 판단하고, 연구 프로토콜에 따른 검사를 직접 처방하며, 환자의 증상 및 합병증을 관리한다. 대개 연구팀에 소속되어 일을 하지만, 대학병원 연구팀뿐만 아니라 미국 국립보건원(National Health Institute, NIH)과 같은 정부기관에 소속되어서 연구에 제공되고 있는 보조금이 적절하게 쓰여지고 있는지 감독하는 역할을 하기도 한다.

교육직

한국과 다르게 미국에서는 많은 NP들이 임상과 교육직을 겸행하며 '임상 교직원'으로서 활동하고 있다. NP는 학사과정의 간호대학 학생들을 가르치기도 하고, NP 학생들의 임상실습 지도자(Clinical Instructor)로서 활동하기도 한다.

개인 클리닉(Independent Practice)

현재 미국의 23개 주에서는 NP가 의사의 감독 없이 독립적으로 자신의 클리닉을 열고 환자를 진료할 수 있다. 의사가 아닌 NP로서 개인 의료 사업을 진행할 수 있다는 뜻이다. 이러한 주에서는 NP가 가정의학 클리닉, 다이어트 클리닉, 정신과 클리닉, 레이저 클리닉 등의 의료서비스 기관을 독립적으로 운영할 수 있다. 특히 워싱턴(Washington), 콜로라도(Colorado), 아이다호(Idaho)와 같은 주는 NP를 환영하는 제도들을 일찌감치 실행해왔다. NP는 주에서 면허를 발행하기 때문에 소속된 주의 법을 잘 확인하여야 한다.

지도에서 ▇▇▇ 색으로 표시된 부분은 NP가 독립적으로 일할

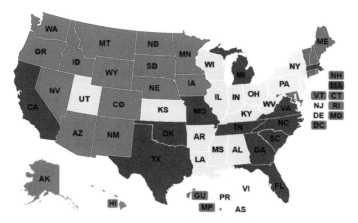

수 있는 곳, 즉 의사와의 계약이나 감독 없이 NP의 역량을 100%
발휘 가능한 곳이다. ▨▨▨ 부분은 제한된 범위 안에서 독립적으
로 일할 수 있는 곳, ▨▨▨ 부분은 의사와의 계약 및 감독이 있어
야 하는 주이다.

 하지만 같은 색이라고 해서 모든 기준이 같은 것은 아니다. 예를
들면, NP의 독립된 역할을 허용하는 콜로라도(Colorado)의 경
우, NP가 1,000시간의 처방 트레이닝을 이수한 후부터 아무런 제
약없이 처방을 할 수 있다. NP가 독립적으로 일할 수 있는 또 다
른 주, 하와이(Hawaii)의 경우, NP 면허만 있다면 아무런 제약 없
이 처방이 가능하다.

제한된 범위 안에서 독립적으로 일할 수 있는 뉴욕(New York)을 살펴보자. 뉴욕에서 NP는 의사와의 '서면 계약'이 존재해야 제약 없이 처방이 가능하고, 3,600시간 이상의 처방 경험이 있다면 서면 계약 없이 의사와의 '협력 관계'만 유지하며 제약없이 처방이 가능하게 된다. 같은 카테고리에 속하는 미시간(Michigan)의 경우, 마약 처방권에 대해서만 의사와의 계약이 필요하며, 그 외의 모든 약은 제약 없이 처방이 가능하다.

마지막으로 의사와의 계약 및 감독이 필수인 캘리포니아(California)의 경우, 의사와의 계약이 존재해야 제약 없이 처방이 가능하지만, 같은 카테고리 안의 다른 주 텍사스(Texas)는 계약을 맺은 의사의 '처방 위임장'을 제시해야 처방이 가능하다.

이는 2019년 8월 현황이며, 아직 NP 권한에 대한 제약이 존재하는 주들의 경우, 다양한 NP 관련 단체들이 NP의 독립적인 역할 수행을 지지하며 정책 변화를 위해 끊임없이 노력 중이다.[10]

Q. NP는 얼마나 버나요?

A. 많은 사람들이 가장 궁금해하는 부분이 아닐까 싶다. 연봉은 본인의 적성, 직업의 전망, 혹은 직업의 안정성 등과 함께 직업 선택의 중요한 기준 중 하나이기 때문이다.

미국의 가장 큰 구직 웹사이트 중 하나인 Indeed.com에 따르면 1년 이하 경력의 NP 평균 연봉이 2017년 기준으로 연간 $106,607이고, 미국 노동통계국에 따르면 2018년 기준 약 179,650명의 NP의 시급 평균은 $52.90, 연봉 평균은 $110,030이다. U.S. News는 NP를 2019년 최고의 헬스케어 직종(Best Health Care Jobs) 5위로 선정하고, 연간 평균 연봉을 $103,880으로 보고하였다. 동일 기관 평가 기준 일반 간호사(RN)의 평균 연봉이 $70,000임을 생각한다면 추가 대학원 과정은 꽤 투자할 만한 가치가 있다.[11]

주마다 물가 및 생활비가 다르므로 연봉의 차이가 있을 수 있으나, 미국 노동통계국에서 발표한 가장 높은 평균 연봉을 주는 주는 다음과 같다(2018년 5월 기준).[12]

State	Employment	Employment per thousand jobs	Location quotient	Hourly mean wage	Annual mean wage
California	13,420	0.79	0.64	$64.32	$133,780
Alaska	440	1.40	1.13	$59.08	$122,880
Massachusetts	6,200	1.74	1.40	$59.01	$122,740
New Jersey	5,900	1.46	1.17	$58.70	$122,100
New York	13,710	1.46	1.18	$58.16	$120,970

간단하게 표를 정리해보면, NP의 연봉이 가장 높은 5개의 주 중에서 캘리포니아와 뉴욕이 압도적으로 많은 고용인구를 보이며 (Employment), 캘리포니아의 평균 시급(Hourly mean wage)과 평균 연봉(Annual mean wage)도 각각 $64.32와 $133,780으로 가장 높은 것을 볼 수 있다.

"Are you a nurse?" 간호사라고 다 같은 간호사가 아니야

한국과는 다르게 미국에는 여러 종류의 간호 인력이 있다. 누가 당신에게 무슨 일을 하느냐 물었을 때 "I am a Nurse"라고 대답했다면 아마 재차 질문을 받게 될 것이다. "So, What type of nurse are you?" 미국에서 일하며 마주하게 될 다양한 종류의 간호 인력들과 그들의 역할에 대해 간략하게 알아보자.[13]

	교육과정/소요기간	업무	연봉(BLS기준)
공인간호조무사(Certified Nursing Assistant, CNA)	자격증(12주)	주로 환자 돌봄과 직결된 간호행위: 목욕, 체위변경, 식사/옷입기 보조, 활력징후 측정을 하고, LVN이나 RN에게 보고	$28,530
의료조무사 (Medical Assistant, MA)	자격증(9-12개월) 또는 준학사과정(18-24개월)	병원 사무(전화응대, 진료예약) 활력 징후 측정 후 매니저나 의사에게 보고	$33,610
직업간호사/공인준간호사 (Licensed Vocational Nurse, LVN)	자격증 또는 준학사과정 (7-24개월)	환자 돌봄뿐 아니라 활력 징후 측정, 채혈, 약 투여(정맥주사는 대개 제외)가 가능하고 RN 에게 보고	$46,240
공인간호사 (Registered Nurse, RN)	학사 4년	활력 징후 측정, 약투여(IV, 항암제 포함), 환자 교육, 입/퇴원 관리, CNA/LVN의 관리자 역할 등 포괄적인 역할	$71,730
상급 실무 간호사 (Advanced Practice RN, APRN)	학사 + 대학원 과정(2-4년) = 총 6-8년		$113,930

그러면 의사는 어떨까? 의사(Medical Doctor, MD)들은 보통 학사(Bachelor's degree)에 의대(Medical School) 교육 4년, 그리고 3-7년의 전문의 훈련 과정(Residency) 및 1-2년의 펠로우쉽(Fellowship)을 포함, 약 12-17년 정도의 교육을 거쳐야 한다. 미국 노동통계국 기준 평균 연봉은 $208,000로 명시되어 있다.[14]

짧지만 강한 NP의 역사, 아직도 도전하기 늦지 않았다!

 NP로 일하다 보면 이렇게 수요가 넘치는 직업의 역사가 약 50
년밖에 되지 않는다는 사실에 깜짝 놀라곤 한다. 그 짧은 시간 안
에 이렇게 사회적으로 인정받으며 자리잡을 수 있었던 것은 많은
단체들의 노력과 NP의 우수성을 증명해준 연구들이 뒷받침되었
기 때문이다.

 미국 NP 탄생의 역사는 1960년대로 거슬러 올라간다. 최초의
NP 프로그램은 1965년 University of Colorado에서 시작되었
고, Boston College는 NP 프로그램을 석사과정으로 도입한 최
초의 학교들 중 하나이다. 그 후로 NP 과정은 빠른 성장세를 보여
1973년에 이르러서는 약 65개의 NP 프로그램이 생겨났고, 1980
년에는 그 수가 약 200개로 늘어났다. NP 역할의 중요성을 인식
한 미국 정부에서도 1987년, 약 1억 달러를 NP 교육에 투자하였
다. 1960년대에 처음 NP 프로그램이 석사과정으로 도입된 지 약
20여 년 만인 1989년, 전국에 있는 NP 프로그램의 약 90퍼센트
가 석사과정 혹은 석사 후 과정(Post Master's Degree)으로 전
환되었고, 현재까지도 높은 수준의 NP 양성을 위한 노력이 이어

져 오고 있다. 2019년 현재, 미국에는 약 400여 개의 NP 프로그램이 존재하며 그 숫자는 꾸준히 늘고 있는 실정이다. 이에 더해 American Association of Colleges of Nursing(AACN)을 포함한 많은 단체들이 NP 과정을 박사과정으로 전환하기 위해 노력 중이다.

이 모든 일이 약 50여 년 만에 일어났다. 놀랍지 않은가? 직업적 안정성과 밝은 전망을 뒷받침하고 무서운 속도로 성장하고 있는 NP, 지금이야말로 도전하기에 가장 좋은 시기가 아닐까?[15]

상급 수준의 간호사, NP만 있는 것이 아니다!

앞서 언급했듯, NP는 상급 수준의 간호 지식을 가지고 수행하는 간호사, 즉 상급 실무 간호사(APRN) 중 하나의 카테고리에 속하는데, 이 카테고리 안에는 크게 4가지 종류의 직종이 있다.[16]

- Nurse Practitioner(NP): (실무) 전문간호사
- CRNA(Certified Registered Nurse Anesthetist): 마취 전문간호사
- Clinical Nurse Specialist(CNS): 임상 전문간호사
- Certified Nurse Midwife(CNM): 조산 전문간호사

CNS와 NP의 다른 점은, CNS는 주로 의료서비스 질 향상(Quality Improvement) 또는 교육과 연구에 초점을 둔 역할을 하는 반면, NP는 처방권을 가지고 임상에 초점을 둔 역할을 한다는 것이다.

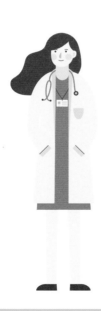

CHAPTER
#2

_____

NP는
어떻게 될 수 있나요?

이제 NP의 역할과 체계에 대한 이해가 잡히기 시작했다면 NP가 되는 과정을 알아보도록 하자. NP가 되는 과정을 아주 간단하게 그림으로 설명하면 다음과 같다.

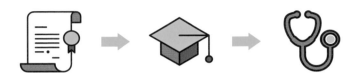

미국 간호사 되기
· NCLEX-RN 합격하기
· 영어 점수 획득하기

NP 대학원 가기

NP로 취업하기

STEP 1: 미국 간호사 되기

너무나 당연한 이야기이지만, NP가 되기 위해서는 먼저 미국 간호사가 되어야 한다. 애초에 NP는 상급 수준의 간호 수행을 하는 '간호사' 중 한 종류이기 때문이다. 미국 간호사가 되기 위한 과정은 크게 두 가지로 나뉜다. 첫째로 미국 간호사 면허시험(NCLEX-RN)을 통과해야 하고, 둘째로 공인 영어성적을 취득해야 한다.

1) 미국 간호사 면허시험(National Council Licensure Examination-RN, NCLEX-RN)

NCLEX-RN은 미국과 캐나다의 간호사 면허시험으로, 소정의 간호학 과정을 마치고 면허를 소지한 간호사인 RN이 되기 위한 시험이다. 이는 안전하고 효과적으로 초보 단계의 간호를 수행할 수 있는지를 검증하는 면허시험으로, 미국 간호대학을 졸업한 자와, 미국 내 각 주의 간호국(Nursing Board)에서 인정하는 교육기관을 졸업한 간호사 면허 소지자들이 응시할 수 있다. 미국과 캐나다 외의 나라에서 간호학을 공부한 외국인이 이 시험에 지원하기 위해서는 각 주의 요건을 잘 살펴봐야 한다. 외국의 성적 및 학위 증명 절차를 맡는 기관인 Commission on Graduates of Foreign Nursing Schools(CGFNS)의 예비시험을 합격한 외국 간호사에게만 시험 응시 자격을 부여하는 주도 있으나, 캘리포니아, 텍사스, 하와이, 뉴욕 주 등 몇몇 주에서는 외국 간호사가 이 예비시험을 거치지 않아도 면허시험에 응시할 수가 있다.

시험 응시는 대략적으로 다음과 같은 과정으로 이루어진다.

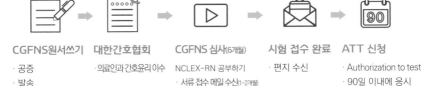

CGFNS원서쓰기　대한간호협회　CGFNS 심사(6개월)　시험 접수 완료　ATT 신청
·공증　　　　　·의료인과간호윤리이수　NCLEX-RN 공부하기　·편지 수신　·Authorization to test
·발송　　　　　　　　　　　·서류 접수 메일 수신(1-2개월)　　　　　·90일 이내에 응시
　　　　　　　　　　　　　·온라인 진행과정 확인

- CGFNS 원서 제출 후 증빙 서류 공증 및 발송
- NCLEX-RN 응시자 필수 강좌인 대한간호협회 '의료인과 간호윤리' 교육 이수
- CGFNS 심사 진행(약 6개월 소요)
  : 서류 발송 1-2개월 후 서류 접수되었다는 이메일/편지 수신
  : 진행 과정 온라인으로 확인 가능
- 심사가 완료되고 시험에 응시할 수 있다는 편지 수신

● 시험 응시 허가서(Authorization To Test, ATT) 신청: ATT 수
신 후 유효기간인 90일 내에 시험에 응시

● 합격 발표

최근에는 혼자서 NCLEX-RN 서류 준비를 하는 사람들도 늘어
나고 있지만, 현재 일을 하고 있거나 영어로 의사소통에 자신이 없
는 사람들을 위한 서류 대행 서비스도 많다. 여유가 없다면 서류대
행사의 도움을 받는 것도 좋은 방법 중 하나이다.[17) 18) 19)]

미국으로 간 한국 간호사들은 왜 상당수가 뉴욕 간호사가 되나요?

우리나라 간호사들이 제일 많이 시험을 신청하는 주가 뉴욕인 이
유는, 뉴욕 주의 간호사로 지원 시 CGFNS의 예비시험을 보지 않아
도 되고, 사회보장번호(Social Security Number, SSN)가 없어도
되기 때문이다. 하지만 미국 간호사 시험을 지원할 때 꼭 뉴욕 간호
사로 지원할 필요는 없다. 뉴욕 주 면허를 딴 후 다른 주에 취업하
고자 한다면, 면허 이전(Endorsement) 과정을 통해 타 주의 면허
로 바꿔야 하는 절차가 추가되기 때문이다. 따라서 뉴욕이 아닌 다
른 주로 취업하거나 학교를 가고 싶다면 처음부터 본인이 원하는
주의 간호사로 신청을 하는 것이 좋다.

사회보장번호가 필요한 주에서 시험을 볼 경우, 사회보장번호를

제출하기 전에는 '임시 면허증'이 발부된다. 이 임시 면허증으로 대학원 NP 과정 지원이 가능하다는 사실! 대학원에 합격했다면, 그 대학원을 통해 사회보장번호를 받을 수도 있다(사회보장번호를 획득한 다양한 예시는 뒤에 나올 사례에서 구체적으로 다루도록 하겠다). 대부분 대학원 NP 과정 임상 실습 시 정식 면허증이 필요한데, 실습 전까지만 정식 면허증으로 변경하면 문제가 없다. 정식 면허 제출 시기는 학교마다 다르니 지원 시 문의하여 확인하는 것을 추천한다. 혹은 외국 학생들을 위한 납세자 식별번호(Taxpayer Identification Numbers, TIN)가 있으면 면허 신청을 받아주는 주들도 있으니 참고하길 바란다.

2) 공인 영어 점수

미국 간호사 시험을 주관하는 기관인 National Council of State Boards Nursing(NCSBN)에서 2016년에 발표한 외국인 지원자들을 위한 매뉴얼(Resource Manual on the Licensure of Internationally Educated Nurses)에 따르면, NCLEX-RN에 지원하기 위해 가장 흔히 사용되는 영어 시험 및 합격 기준은 다음과 같다.

하지만 각 주마다 요구하는 조건이 다르므로, 본인이 시험을 보

IELTS Academic	평균 6.5 (각 모듈 6.0 이상)
TOEFL iBT	84(스피킹 26 이상)
PTE Academic	평균 55 (각 파트 50 이상)
MELAB	총 81(스피킹 3)

고자 하는 주의 지원 권장 사항을 자세히 살펴보는 것이 좋다. 예를 들면, 캘리포니아의 간호국은 외국에서 간호 교육을 받은 사람이 면허에 지원하거나, 타 주에서 캘리포니아로 면허를 이전할 시 토플 점수를 요구할 수도 있다. 모든 경우에 해당하는 것은 아니며, 지원자의 영어이해능력에 대한 합리적인 의문이 들 경우 영어점수를 요구하는데, 2019년 8월 현재, 오직 토플 시험만이 유효하다. 요구되는 점수는 각 영역 22점 이상과 스피킹 26점 이상이다.[20]

설령 내가 지원하는 주에서 영어점수를 요구하지 않더라도, 대학원 NP 과정에 지원하기 위해서는 공인 영어 시험을 준비해야한다. 개인의 기본 영어 실력에 따라 자격 요건을 충족시키는 데 소요되는 시간이 천차만별이기 때문에, 얼마나 빨리 영어 점수를 충족시키는지에 따라 총 준비 기간이 결정된다. 또한 여러 기관들이 각자의 기준에 맞는 공인 영어 점수를 요구하기 때문에 내가 받아야 하는 점수가 무엇인지 미리 파악한 후 영어 공부를 계획하는 것이 좋다.

예를 들면, 내가 지원한 간호 대학원의 자격 조건과 나중에 구체적으로 언급될 미국 의료인 대상 '비자스크린'(영주권 신청 시 필요한 과정)에 필요한 영어점수가 다를 수 있으므로, 그 중 더 높은 점수를 기준으로 영어 공부를 계획하면, 하나의 시험 결과로 여러 자격 요건을 한 번에 충족시킬 수 있다. 비자스크린은 토플(TOEFL) iBT overall 83(스피킹 26), 혹은 아이엘츠(IELTS) overall 6.5(스피킹 7.0)가 자격 요건이므로 대학원 자격요건과 비교하여 내가 받아야 하는 점수를 미리 파악하고 공부를 계획하는 것이 좋겠다.

STEP 2: 대학원 NP 과정 들어가기

미국 간호사 면허를 땄다면 큰 산을 넘은 셈! 이제 대학원 NP 과정 지원 자격 조건을 갖추었으니 슬슬 내가 가고 싶은 학교 및 전공을 선택해야 한다. 한국과 달리 다소 복잡해 보이는 미국 대학원 지원절차, 어떤 과정을 거쳐 입학하게 되는지 하나씩 살펴보자.

1) 학교와 전공 선택하기

학교 선택

본인이 예전부터 가고 싶었던 '꿈의 학교'를 포함하여 여러 학교에 지원하는 것이 합격률을 높일 수 있는 전략 중 하나이므로, 최대한 많은 학교들의 모집요강을 둘러보고 연구해 보기를 권한다. 미국 간호대학원은 학교마다 지원 자격 요건(특히 외국인 학생들에게 요구되는 공인 영어 성적과 학부 성적인 GPA)이 다르기 때문에, 어떤 학교에 지원할 것인지 결정한 후 지원 절차를 시작하는 것이 좋다.

미국의 많은 학생들이 학교를 선정할 때 U.S. News & World Report를 참고하는데, 이는 여러 학교들을 세분화된 항목별로 조사, 분석하여 매년 업데이트된 순위를 제공한다. 내가 가고 싶은 학교의 랭킹이 어느 정도 되는지, 혹은 내가 관심 있는 전공 분야에서 순위가 높은 학교들은 어느 곳인지 참고하기에 좋은 자료이다.

전공 선택

많은 간호사들이 본인들의 임상 경험에 맞추어 전공을 결정하지만, 종종 완전히 새로운 분야를 선택하고 공부하는 사람들도 있다. 가장 중요한 것은, 내가 어떤 전공을 더 심도 있게 공부하고 싶은지, 졸업하고 어떤 일들을 하고 싶은지를 우선 생각해보아야 한다. 해당 분야의 전문가들에게 상담을 받아보는 것도 전공 결정에 도움이 될 것이다.

대학원 NP 과정 세부 전공을 살펴보자!

1차 의료(Primary Care)

● **가정 전문간호사(Family Nurse Practitioner, FNP): 전체의 약 67%**
신생아부터 노인까지, 모든 연령의 환자를 진료한다. 1차 의료에 종사하는 NP 중 가장 큰 비율을 차지하며, 연령 제한 없이 모든 인구를 진료할 수 있는 특성 상 졸업 후 진로 또한 가장 다양하다.

● 성인-노인 전문간호사(Adult-Gerontology Nurse Practitioner, AGNP): 약 20%

13살 이상 인구에 초점이 맞춰져 있다. 예전에는 성인과 노인 인구를 따로 분리하여 세부 전공이 나뉘었지만(각각 Adult NP와 Geriatric NP), 지금은 두 인구를 통합하여 하나의 전공으로 바뀌고 있는 추세이다.

● 여성 건강 전문간호사(Women's Health Nurse Practitioner, WHNP): 약 2.7%

나이와 상관없이 여성 질환을 위한 전공이다. 우리나라로 따지면 산부인과 전공이라고 볼 수 있다. 피임에서부터 여성 질환, 성병 치료 및 자궁경부암/유방암 예방에 대한 수요가 많아져 세부 전공이 따로 분리되었다.

● 소아 전문간호사(Pediatric Nurse Practitioner, PNP): 약 4%

신생아부터 21살까지의 환자 인구에 초점이 맞춰져 있는 전공이다.

● 정신 건강 전문간호사(Psychiatric-Mental Health Nurse Practitioner, PMHNP): 약 4%

나이와 상관없이 정신 건강에 초점이 맞춰진 전공이다. 쉽게 정신과 전문의의 역할을 한다고 볼 수 있다.

급성 의료(Acute Care)

● **급성 의료 전문간호사(Acute Care Nurse Practitioner, ACNP): 약 8%**
통상적으로 병원에 입원한 내원 환자 진료를 담당한다. 병원 내의
다양한 환경(중환자실, 응급실, 병동 및 시술실 등)에서 급성기에
있는 환자들을 돌보는 역할을 한다.

그 밖에 Family NP나 AGNP는 세부 전공으로 직업/산업 간호
를 추가하여 선택할 수 있다(Occupational and Environmental
Health Nursing). 이를 통해 기업이나 단체의 직원들의 진료를 도
맡는 역할을 하는 직업/산업 전문간호사로서 활동할 수 있다.

대학에서 비 간호학을 전공한 사람들에게도 기회가 있다. 다른 전
공의 학사학위를 가진 사람이 간호사 석사과정을 통해 간호 교육을
마치고 면허를 취득한 후, 바로 대학원 NP 과정에 들어갈 수 있도
록 RN/NP 과정이 통합된 프로그램을 제공하는 학교들도 있다.[21]

2) 제출 서류 준비하기

대학원 NP 과정 지원 시에 통상적으로 요구되는 서류들의 종류
는 다음과 같다. 생소하게 느껴질 수 있는 서류들, 무슨 내용이 들
어가고 어떻게 준비해야 하는지 하나씩 살펴보자.

학업계획서(Statement Of Purpose, SOP)

미국 대학원에 진학 시 거의 모든 학교들이 공통적으로 요구하는 에세이의 한 종류이다. 흔히들 줄여서 SOP라고 말하는데, 주로 나의 경험, 대학원 지원 동기 및 대학원 교육을 통해 이루고 싶은 목표 등을 간략하게 소개하는 내용이 주를 이룬다. 결국 이 학교가 왜 나를 뽑아야 하는지, 또 내가 얼마나 잘 준비되어 있는 인재인가를 보여주는 것이 핵심이므로 각 사항들을 자신 있게, 또 설득력 있게 표현하는 것이 중요하다. 나만의 이야기로 남들과 차별화된 내용을 구성하는 것이 좋다. 너무 막막하다면 먼저 한글로 대략적인 틀을 잡은 다음 영어로 번역하는 것도 좋은 방법이다.

이력서(Resume)

본인의 신상정보, 교육과 직업 관련 경험, 자격 및 기술들을 간결하게 요약해 놓은 문서이다. 한두 장의 짧은 문서 안에 본인의 경험을 최대한 간결하고 정확하게 표현하는 것이 핵심이다. 한 장 안에 모든 내용들이 잘 들어 갈 수 있으면 좋지만, 많은 경험과 수상/연구 경력이 있다면 두 장이 넘어가기도 한다. 구구절절 모든 내용들이 서술적으로 표현된 이력서보다는 핵심만 간략하게 담긴 이력서가 선호된다. 보통 이름, 주소, 연락처를 이력서 제일 윗부분에 넣고, 본인이 받은 교육, 회사에서의 직책과 간략한 업무 내용 등을 날짜와 함께 기입한다. 추가로 본인의 리더십 경험이나 보유한 자격증 및 면허, 관련된 수상 경력이 있으면 첨부한다. 주변 사람들에게 이력서를 보여주고 피드백을 받는 것도 좋은 이력서를 완성하기 위한 방법 중 하나이다.

추천서(Letter of Recommendation)

많은 학교에서 대학원 지원 시 추천서를 요구한다. 보통 2-3명의 추천서가 필요한데, 대학원에 따라 전에 다녔던 학교와 직장에서 골고루 추천서를 받아오기를 요구하기도 한다. 간호사 임상 경험이 있는 지원자들은 병동/유닛의 책임 간호사 및 프리셉터(신규 간호사 교육을 담당하는 선임 간호사)와 학부 지도교수에게 추천서를 받는 경우가 대부분이다. 추천서를 이메일로 받는 학교도 있고, 직접 우편으로 학교에 보내달라고 요청하는 경우도 있다.

학교 성적(Grade Point Average, GPA)

미국 석사과정에 지원하려면 학부 성적이 필요하다. 하지만, 미국 외의 나라에서 받은 학위를 소유하고 있는 학생들은, 그 학위가 미국에서도 인정되는지 확인하는 절차가 추가로 필요하다. 학교에서 학위 확인 업체를 지정해 주기도 하나, 통상적으로 많이 쓰이는 곳이 국제적인 인증 기관인 World Education Services(WES)이다. WES 웹사이트에 가입을 한 후, 학부 기록을 신청하는 요청 양식을 다운로드 받아 본인이 작성해야 할 부분을 완성하여 영문 성적/졸업 증명서를 가지고 학부 대학교 사무실을 방문해야 한다. 요청서의 나머지 부분은 학교 사무실의 직원이 작성하게 되어있으므로 반드시 비워두어야 한다. 학교 직원이 요청서 작성을 완료하고, 학교 직인을 찍은 후, 이를 영문 성적/졸업 증명서와 함께 학교에서 직접 WES로 보내야 한다.

공인 영어 성적

영어권이 아닌 나라에서 간호학사를 취득했을 시(즉 영어권이 아닌 나라에서 온 유학생의 경우) 공인 영어 성적을 요구한다. 혹은 미국에서 간호학사를 마쳤다 하더라도, 모국어가 영어가 아닌 지원자는 반드시 영어점수를 제출하도록 요구하는 학교도 있다. 보통 TOEFL 혹은 IELTS를 요구하며, 학교마다 요구 성적이 다르다.

선행 이수 과목(Prerequisite Courses)

학교마다 요구하는 과목이 다르지만, 보통 선행 이수한 과목들이 최근 3-5년 이내에 완료되었다는 것을 증명하는 서류를 제출해야 한다. 이 과목들을 이수한 지 5년이 넘었다면 다시 이수해야 하기도 하는데, 이를 대학원 지원하기 전에 완료하도록 요구하는 곳도 있고, 대학원 NP 과정에 합격 후 여름 계절학기에 이 과목들을 수료하는 것을 허용해주는 곳도 있다. 보통 흔히 요구되는 과목들은 다음과 같다.

- 통계학(Statistics)
- 연구학(Research)
- 인체 생리학(Physiology)
- 건강 사정(Physical Assessment)

그 외 학교에 따라 아래와 같은 추가 자격을 요구하기도 한다.

- 간호사 임상 경력: 1-2년 이상(일반적으로 입학 전형에 'Preferred'라고 명시되어 있다.)
- 미국의 대학원 입학 자격시험(Graduate Record Examination, GRE): GRE는 자연과학, 공학, 사회과학, 비즈니스, 인문학 및 예술학, 교육학, 또는 기타 분야에 지원하는 사람들이 응시하는 시험이다. 대학원 수준의 학업에 대하여 응시자가 얼마나 준비되어 있는지를 확인할 수 있는 시험이다. GRE 점수를 제출하도록 요구하는 학교가 있는가 하면, 학부 성적(GPA)이 일정 점수 이상이면 GRE를 면제해주는 학교들도 있으므로 모집 요강을 잘 살펴보기를 권한다.[22]

그러면 대학원 NP 과정에 대해 가장 자주 묻는 질문들을 함께 살펴보자.

Q. NP는 석사과정인가요, 박사과정인가요?

A. 현재 대부분의 대학원 NP 과정은 석사과정(Master of Science in Nursing, MSN)이다. 하지만 일부 학교에서는 박사과정으로 분류되어 있다(Doctor of Nursing Practice, DNP). 간호사도 준학사(Associate Degree)와 학사학위(Bachelor's Degree)가 존재하는 것처럼, NP 과정도 현재는 석사과정인 MSN/NP, 박사과정인 DNP가 존재한다. 간호대학 과정을 학사학위 과정으로 전환하려는 움직임이 있는 것과 같이, 현재 석사과정인 NP 과정도 박사과정인 DNP로 전환되어가는 과도기인 셈이다.

미국의 대학원 NP 과정 교수진 모임(The National Organization of Nurse Practitioner Faculties, NONPF)은 2025년까지 모든 대학원 NP 과정을 박사과정인 DNP로 전환시키겠다는 계획을 발표했다. 복잡한 미국 의료체계 변화에 발맞춰 NP의 역할이 점점 진화해옴에 따라, DNP 과정의 교육을 통해 질 높은 의료서비스 체계를 이끌어갈 NP들을 배출하려는 움직임으로 볼 수 있다.

과도기인 만큼 대학원 NP 과정 지원 시에 혼동이 있을 수 있다. 간호학사를 가진 지원자가 석사과정을 통해 NP가 되는 BSN to MSN/NP 과정 외에도, 간호학사를 가지고 바로 박사과정을 밟는 BSN to DNP, 이미 석사과정을 통해 NP가 된 사람들을 위한

MSN/NP to DNP 과정 등이 존재한다.

일반 MSN/NP와 DNP의 가장 큰 차이점은 DNP 과정에서 더 많은 임상 시간이 요구된다는 것이다. 현재 석사과정인 대학원 NP 과정은 최소 500시간의 임상 실습 시간이 요구되는데 비해, DNP 과정은 최소 1,000시간을 마쳐야 한다.

Q. NP가 되는 데 얼마나 걸리나요?

A. 대학원 석사 NP 과정(MSN/NP)은 보통 2-3년 과정으로 구성되어 있다. 풀타임 학생으로 수업을 듣는 경우에는, 학기 당 최소 이수해야 하는 학점이 상대적으로 많고, 파트타임 학생으로 수업을 들을 경우, 학기 당 최소 이수해야 하는 학점이 풀타임에 비해 적고 유동적이다. 통상적인 2년 과정 커리큘럼은 보통 5 Semester제, 또는 6 quarter제로 이루어져 있다. BSN to DNP 과정의 경우는 약 3-4년이 소요된다.

Q. NP가 되려면 간호사로서의 임상경력이 필수인가요?

A. 대답은 No. 대학원 NP 과정에 지원하기 위해 필수로 요구되는 '최소 경력'은 사실 없다. 지원서를 내는 데 있어서 간호사 경력이 '필수'는 아니라는 뜻이다. 1차 의료를 담당하는 Primary Care 과정의 성인-노인 전문(AGPCNP)이나 가정 전문(FNP)의 경우

에는 간호사 임상 경력 없이도 입학하는 경우가 많이 있다. 실제로 간호대학을 막 졸업하고 임상 경험 없이 바로 대학원 NP 과정으로 진학하는 학생들도 있는데, 대학원 졸업 후 NP로서의 취업에 큰 문제는 없다. 하지만 학교나 프로그램에 따라 특수파트 임상경력, 혹은 정해진 최소한의 필수 임상경력을 요구하는 곳도 있으니 본인이 관심 있는 대학원 NP 과정의 전형을 잘 봐두는 것을 권장한다.

비록 정해진 최소 경력은 없다고 하더라도, 내가 지원하는 과정과 관련된 부서에서의 임상경력은 언제나 '플러스'이다. 예를 들어, 소아를 담당하는 Pediatric NP 과정을 지원할 때 소아과 임상경력이 있는 지원자가 조금 더 유리할 수 있고, 병원 내 입원 환자들을 주로 담당하는 Acute Care NP 과정을 지원할 때 응급실 임상경력이 있는 지원자가 경력이 없는 지원자들보다 경쟁력이 센 것과 같은 맥락이다. 결론적으로, 간호사로서의 임상경력이 필수인가라는 질문에 대한 대답은 No. 하지만 어떤 직종을 막론하고 본인이 '간호학'이 바탕이 되는 커리어를 앞으로 쌓을 예정이라면, 간호사로서의 임상경력은 분명히 좋은 밑거름이 될 것이다.

Q. 한국 간호학 석사 혹은 한국 전문간호사 자격증이 있으면 미국에서 NP로 일할 수 있나요?

A. 대답은 No. 안타깝지만, 두 가지 경우 모두 NP와 하는 일이 전혀 다르므로 미국에서 NP로 일할 수 없다.

첫째로, 일반 간호학 석사과정과 NP 과정은 엄연히 다르다. 미국 일반 간호학 석사가 있는 사람도 NP가 되기 위해서는 공인된 대학원 NP 프로그램을 다시 이수해야 NP가 될 수 있다. 실제 NP 면허 신청 요건에도 공인된 NP 프로그램장의 서명과 NP 임상 실습 시간을 증명해주는 현직 의사 또는 NP의 서명이 필요하다.

둘째로, 미국과 한국의 전문간호사 과정은 그 교육과정이 아예 다르다. 한국에서 요구되는 전문간호사의 요건은 300시간의 임상 실습을 수료하고, 보건복지부에서 부여하는 국가 공인 자격을 갖춘 사람이다. 미국의 NP는 각 주의 면허국 기준에 따라 공인된 교육을 수료하고 500시간 이상의 임상 실습을 마친 사람에게만 면허가 부여된다. 이 '전문간호사'라는 호칭은 한국 외에도 호주, 캐나다, 유럽 등 많은 나라에 존재하나, 그 교육과정이 각각 통일되어 있지 않은 상황이라 미국에서 인정되지 않는다.

입학 전 살짝 미리 보는 대학원 NP 과정

    대학원 NP 과정의 학과 과정은 기본 이론을 익히는 과목과 실질적인 사정 및 진단/치료를 적용시키는 과목으로 구성된다.

공통(Core) 과목:
- 상급 간호 실무의 이론, 윤리 및 의료시스템(Philosophical, Theoretical, and Ethical Basis of Advanced Nursing Practice)
- 간호 연구(Nursing Research and Application to Practice)
- 상급 약리학(Advanced Pharmacology)
- 상급 병태 생리학(Pathophysiology for Advanced Nursing Practice)
- 상급 건강 사정(Advanced Physical Assessment)

전공 심화(Advanced Practice) 과목:
- 전공에 따른 진단, 증상 및 질병 관리(Diagnosis, Symptom and Illness Management)
- 의료 시스템 통합(Healthcare for Advanced Practice Nursing)

● 건강 증진 및 질병 예방(Health Promotion & Disease Prevention)

학교 선택 시 고려할 점?

 이 넓은 미국, 대학원 NP 과정도 너무나 다양하다. 지원에 앞서 내가 어느 주나 도시에 정착하고 싶은지, 어느 학교에 내 관심 전공 분야가 있는지, 학비와 프로그램의 질은 어떤지 미리 따져보는 것이 좋다.

✔ 내가 살고 싶은 곳!

 예전부터 한국의 많은 간호사들이 뉴욕에 대한 로망을 안고 뉴욕에 자리 잡아왔다. 하지만 우리에겐 '캘리포니아 드림'이 있었다고나 할까? 일년 내내 완벽한 날씨, 아름다운 자연 환경과 대도시의 조화로움, 경제의 중심이자 다양한 인종이 함께 어우러져 사는 포용성의 상징 캘리포니아. 동부에 비해 한국과 가깝다는 장점 외에도 한인 인구가 많아 '한국어 구사 능력'이 큰 장점이 되는 몇 안되는 주라는 점. 의료서비스가 발달해 대형병원 및 의료 시설이 밀집되어 있어 취업의 기회도 많고 캘리포니아 특유의 여유로움이 문화에 잘 녹아 있어 삶과 일의 조화가 잘 이루어져 있다는 점도 큰 매력 중 하나이다. 내가 어느 곳에서 살고 싶은지 확실히 정해졌다면, 그 지역의 학교들을 중심으로 계획을 세워보는 것도 좋은 방법 중 하나이다.

✔ 내가 일하고 싶은 전공!

내가 어느 분야의 NP가 되고 싶은지 생각해 보자. 대학원 NP 과정은 학교마다 제공하는 프로그램이 다르다. 대다수의 과정에서 가정 전문(FNP), 성인-노인 전문(AGNP), 소아 전문(PNP) 및 여성건강 전문(WHNP) 프로그램을 제공하지만, 더 세분화된 프로그램은 몇몇 대학원만 제공하고 있다. 예를 들면, 정신 건강 전문(Psychiatric-Mental Health) NP, 신생아 전문(Neonatal) NP, 직업/산업 전문(Occupational & Environmental) NP, 종양 전문(Oncology) NP 등이 있다.

영주권이 없는 유학생이 졸업 후 영주권을 지원해줄 고용주를 구해야 한다면 병원 내에서 일하는 Acute Care NP보다는 지역사회에 고루 분포하는 1차 의료인 Primary Care 전공을 선택하도록 추천하고 싶다. Acute Care NP의 경우 대개 대형병원에서 내원 환자를 담당하기 때문에, 갓 졸업한 경험이 없는 NP에게 기회가 많이 오지 않을뿐더러 영주권 지원을 해주는 경우가 매우 드물기 때문이다. 그에 반해 지역사회에 기반을 두는 Primary Care NP에게는 영주권 지원의 기회가 더 많다.

✔ 학비!

보통 사립학교의 경우 공립학교에 비해 학비가 비싼 편이다. 공립학교에 지원한다고 하더라도, 외국에서 오는 유학생에게 국제학생 요금(International Student Fee)을 적용시키는 경우가 있으니 학비를 잘 알아보고 비교해야 한다. 반면, 미국에 거주하며 해당 주에 있는 주립/시립 학교에 지원 시에는 상대적으로 저렴한 학비로 학교를 다닐 수 있는 프로그램(In-State Tuition)도 있다. '해당 주에 거주하는 거주자(Resident)'의 자격요건 또한 각 학교마다 다르니, 본인이 해당사항이 있다면 학교에 직접 문의해보기를 권장한다.

학교에서 공부하며 조교를 병행하게 되면 보통 등록금 면제 외에 조교 월급도 받을 수 있다. 학교 병원에서 간호사로 일할 경우 해당 학교에 등록 시 등록금 혜택을 주는 경우도 있으니 이 또한 학교 선정 시 고려해 볼 만한 점이다. 예를 들어 캘리포니아 주립학교인 UCLA의 경우, UCLA 대학병원에서 일하는 간호사(RN)들은 UCLA 대학원 NP 과정 진학 시 등록금의 50%가 면제된다.

✔ 주의사항!

내가 지원하는 대학원 NP 프로그램이 공식인증기관에서 인가받은 학교인지 확인해야 한다. 만약 인가받지 않은 프로그램이라면, 향후 NP로 취업하거나 타 주로 이동 시에 제한이 있을 수 있기 때문이다. 가장 많이 알려진 공식인증기관은 Accreditation Commission for Education in Nursing(ACEN)과 Commission on Collegiate Nursing Education(CCNE) 이다.

미리 알아두면 좋은 실습 준비!

실습 과정 및 내용은 각 세부 전공에 따라 조금씩 차이가 있다. 실습지를 전공에 따라 배정해주는 학교가 있는 반면, 본인이 직접 구해야 하는 학교도 있다. 실습은 많은 경우에 취업과 연결되기도 하므로, 학생들은 대부분 졸업 후 종사하고 싶은 환경 위주로 실습지를 선정한다.

학교에서 실습지를 정해주는 경우, 보통 학생들이 선호하는 환경을 적어내면 그에 최대한 부합하는 실습지로 배치해 준다(예: 심장 전문 클리닉, 암 전문 클리닉 등). 어떤 환경에서 실습을 하든, 그 클리닉의 환자 분포가 실습하는 학생의 세부 전공에만 부합하면 된다. 또는 학생의 이중언어 구사 능력에 따라, 그 언어가 많이 사용되는 클리닉으로 배치되기도 한다.

반대로 학생들이 실습지를 직접 구하는 경우는 위와 비슷한 맥락으로 본인이 졸업 후 종사하고 싶은 배경의 클리닉, 혹은 경험해보고 싶은 배경의 클리닉을 선정한다. 간혹 실습지를 구하지 못해 걱정하는 학생들도 있지만, 학교에서 적극 도와주므로 크게 걱정할 필요는 없다.

실습 나가기 전 알아두면 좋을 팁!

✔ 나만의 실습 노트를 만들어라: 경험이 많은 의사 혹은 NP가 환자를 사정하고 병력을 이끄는 인터뷰 법, 진단 감별을 통해 진단을 끌어내고 처방 및 교육하는 모든 내용들은 말 그대로 오랜 경험과 연륜에서 나오는 '꿀팁'이다. 배운 내용들을 잘 정리해두면 훗날 직접 독립적으로 환자를 볼 때 많은 도움이 되는 나만의 '비밀노트'가 될 수 있다.

✔ 쭈뼛쭈뼛은 이제 그만, 적극적으로 배워라: 한국에서는 미덕으로 여겨졌던 겸손함보다는 자기를 적극적으로 어필하는 자세가 필요하다. 부끄러워하지 말고 모르는 것은 바로 질문하고 적극적으로 배우고 시도해보는 자세를 가지는 것이 매우 중요하다.

✔ 실습하는 곳은 잠재적 미래의 직장임을 기억하라: 많은 학생들이 실제로 실습지에서 고용이 되는 경우가 많다. 실습에 적극적이고 성실한 자세로 임하며 실습지의 직원들과 좋은 관계를 유지하자. 만약 취업으로 연결되지 않는다 하더라도 훗날 도움을 받을 수 있는 인연이 될 수도 있다.

학기제(Semester) vs 쿼터제(Quarter)

한국의 대학이 공통적으로 학기제도를 도입하고 있는 것과는 다르게, 미국의 학사과정은 크게 두 가지, 즉 학기제와 쿼터제로 나뉜다. 이는 넓은 미국 땅에서 각 주마다 날씨가 다양하기 때문에 나타난 양상이라고 한다.

우리가 익숙한 '학기제도'에 해당하는 것이 Semester제이다. 한국의 학교는 2-3월에 학기가 시작되지만, 미국은 보통 9월에 학기가 시작된다. 통상적으로 가을학기(Fall semester, 9월 초부터 12월 중순)와 봄학기(Spring semester, 1월 초부터 3월 중순), 이렇게 2학기로 나뉘며, 한 학기는 약 14주 정도이다. 긴 여름방학 동안 여름학기(Summer semester)를 통해 부족한 학점 수를 채우기도 하는데, 이 여름학기가 선택인 프로그램도 있고 필수인 프로그램도 있다.

Quarter제는 말 그대로 4쿼터가 1년 내내 진행된다. 프로그램 특성 상 학업량이 많아, 많은 과목을 짧은 기간 동안 이수해야 하는 과정일수록 쿼터제로 이루어진 경우가 많다. 보통 한 쿼터 당

10-11주로 이루어져 있으며, 1st Quarter(9월 말부터 12월 중순), 2nd Quarter(1월 초부터 3월 중순), 그리고 3rd Quarter(4월 초부터 6월 중순)가 있으며, 4th Quarter(혹은 여름 쿼터)는 대개 필수가 아닌 선택인 경우가 많다.

　이러한 제도의 차이는 학교 지원 또는 편입 시에 혼란을 야기할 수 있어서 학점을 계산하는 기준이 정해져 있다. 예를 들어 쿼터제 시스템에서 학교를 다니다가 학기제 시스템을 가진 학교로 옮길 경우에, Semester제의 1학점(credit)에 1.5를 곱하면 Quarter제의 1학점으로 계산된다. 즉, Semester credit x 1.5 = Quarter credits 혹은 Quarter credits x ⅔ = Semester credits이 되는 셈이다.

다양한 박사과정, PhD VS DNP

늘 배움에 목마른 우리 간호사들! 간호사와 NP의 배움에 대한 욕구를 충족시켜주는 박사학위 과정을 잠깐 들여다보자. 석사를 마치고 NP로 활동하며 박사과정을 고민 중인 이들에게 전형적인 PhD과정 외에 'DNP'라는 옵션이 생겼다. 우리가 알고 있는 전통적인 간호 박사과정(PhD)과 DNP는 어떤 차이가 있을까?

DNP는 Doctor of Nursing Practice의 줄임말로, 환자의 건강 증진이 최종목표인 '임상' 중심의 학위이다. 그에 반해 PhD는 Doctor of Philosophy의 줄임말로, 새로운 간호 지식 창출과 간호학 발전이 최종목표인 '연구' 중심의 학위이다. 만약 석사과정인 MSN/NP 과정을 이수한 후 커리어 발전 또는 자기계발을 위해 박사과정을 염두에 두고 있다면, 가장 먼저 내가 가고자 하는 길은 무엇인지에 대해 생각해볼 필요가 있다. 5년 또는 10년 뒤 환자 옆을 지키는 임상 커리어를 원하는지, 아니면 학문으로서의 간호학 발전에 매진하는 연구 커리어를 원하는지를 생각해봐야 한다.

설명이 조금 어렵다면 예를 들어볼까?

자, 여기 간호사들의 숙적인 욕창이 발생했다. 이를 바라보는 PhD와 DNP의 접근 방법에는 어떤 차이가 있는지 살펴보자.

PhD 간호사인 A는 환자들이 수술을 받는 과정에서 욕창 발생률이 높다는 사실을 발견했다. 그리하여 이 고위험군인 '수술을 앞둔 환자들'을 대상으로 어떤 위험 요소가 수술 중 욕창 발생에 영향을 끼치는지 들여다보기로 한다. 적합한 연구 방법론을 선택하고 충분한 기간 동안 발생한 욕창 케이스를 중심으로 여러 요소들을 비교해보았더니, 특히 알부민 수치가 낮고 젖산 수치가 높은 환자들에게서 높은 비율로 욕창이 발병한다는 결론에 도달하게 되었다. A는 이렇게 산출된 지식을 통해 욕창 고위험군 환자들을 조기 발견할 수 있는 도표를 만든다. 이렇게 완성된 도표를 수술을 앞둔 환자들에게 적용하는데, 이로써 욕창 고위험군 환자를 선별하고 간호 중재를 제공하여 욕창 발병률이 변화한다는 것을 증명하는 연구를 진행한다. 위험요소의 발견부터 욕창 발병률 변화에 대한 연구를 거쳐 만들어진 '욕창 고위험군 스크린도표'를 통해 수술 중 욕창 발병률을 줄임으로써 간호학의 발전에 기여하게 되는 것이다.

PhD

문제인식 → 연구 → 간호도구개발 → 간호학 발전

DNP 간호사인 B는, A와 같이 환자들이 수술을 받는 과정에서 욕창 발생률이 높다는 것을 발견했다. B는 기존에 발표된 욕창 방지 관련 지침서와 연구자료 등을 검토하여 발견한 '욕창 고위험군 스크린도표'를 임상에 적용하기로 한다. 자신의 환자군에게 기존에 연구로서 증명된 간호도구인 '욕창 고위험군 스크린도표'를 실제 적용함으로써 욕창 발생률을 감소시키는 결과를 가져온다. 이렇게 연구를 통해 증명된 간호학 이론을 적절하게 임상에 적용시켜, 간호서비스의 질을 향상시키고 긍정적인 병원 정책을 성립하며 의료비 절감을 돕는다. 궁극적으로 환자의 건강 증진을 도모하게 되는 것이다.

DNP
문제인식 → 연구 검토 → 임상적용 → 의료 질 개선 및
건강증진/의료비 감소

그 밖의 차이점으로는 학위 과정을 마치는 데 걸리는 기간이다. 임상 실습시간이 많이 요구되는 DNP 과정의 경우, 총 이수학점은(프로그램마다 차이가 있겠지만) 대개 60학점, 약 1-2년 정도가 소요된다. 임상에서 활발히 일하고 있는 NP들에게 맞춰진 프로그램이라 온라인 과정이나 파트타임 학생으로도 이수가 가능하다. 그에 반해 PhD는 요구되는 임상시간은 적지만 보통 110-120

학점을 이수해야 하며, 약 4-6년 소요된다. 또한 PhD 과정 동안
에는 풀타임으로 매진해야 하는 경우가 많다.

STEP 3: NP로 취업하기

끝나지 않을 것 같던 대학원 NP 과정의 끝이 보일 즈음, 이제 졸업 후 취업에 대한 걱정이 본격적으로 몰려오기 시작한다. 그런데 취업을 하려니 누구는 면허를 따야 한다고 하고 누구는 자격증 시험을 봐야 한다고 한다. 면허와 자격이 다르단 말인가? NCLEX-RN 시험 공부를 마친 것이 고작 몇 년 전인데 또 시험을 봐야 한다고? 많이들 혼란스러워 하는 면허와 자격의 차이, 그리고 새내기 NP로서 첫 취업을 하기까지 알아두면 좋을 정보들을 함께 살펴보자.

1) NP 면허 및 자격 획득하기

면허(Licensure)와 자격(Certification)의 차이점은 무엇일까? 면허는 각 주에서 발행하는 것이고, 자격은 사설 기관에서 발행하는 것이다. 면허신청 조건은 해당 주마다 다르다. 예를 들어 캘리포니아의 경우 NP 프로그램 수료 시 자격증 없이도 바로 면허신청이 가능하다. 하지만 자격증을 먼저 제출해야만 면허를 신청할 수 있는 주도 있다. 어느 주든 규모가 큰 병원들은 대부분 자격증을 요구하기 때문에 자격증을 획득하면 해당 분야 취업의 폭이 넓어진다. 따라서 어느 주에 속해 있던지, 학교 졸업과 동시에 NP 자격증 시험을 보는 것이 좋다.

자격시험의 종류

NP의 자격시험을 주관하는 기관은 크게 5군데가 있는데, 이를 보드(Board)라고 칭한다. 즉, 사람들이 보통 말하는 '보드시험(Board Exam)'이 바로 이 NP 자격시험이다. 이 자격시험을 통과한 NP는 이름과 전공 뒤에 -BC(Board Certified), 혹은 -C(Certified)로 표기한다.

각종 보드에서 주관하는 시험의 종류는 다음과 같다.

● **American Nurses Credentialing Center(ANCC)의 종류:**

Family Nurse Practitioner(FNP-BC)

Psychiatric-Mental Health Nurse Practitioner(PMHNP-BC)

Adult-Gerontology Acute Care Nurse Practitioner(AGACNP-BC)

Adult-Gerontology Primary Care Nurse Practitioner(AGPCNP-BC)

● **American Academy of Nurse Practitioners(AANP)의 종류:**

Family Nurse Practitioner(FNP-C)

Adult-Gerontology Primary Care Nurse Practitioner(AGNP-C)

Emergency Nurse Practitioner(ENP-C)

● **Pediatric Nursing Certification Board(PNCB)의 종류:**
Certified Pediatric Nurse Practitioner - Acute Care(CPNP-AC)
Certified Pediatric Nurse Practitioner - Primary Care(CPNP-PC)

● **National Certification Corporation(NCC)의 종류:**
Neonatal Nurse Practitioner(NNP-BC)
Women's Health Care Nurse Practitioner(WHNP-BC)

● **American Association of Critical-Care Nurses(AACN)의 종류:**
Adult-Gerontology Acute Care Nurse Practitioner(ACNPC-AG)

2) 취업하기

NP가 되고 싶어하는 사람들이 가장 많이 하는 질문 중 하나이다. 대학원 NP 과정을 졸업하고 난 후 취업 시장이 어떤지, 혹은 공들여 유학을 마치고 취업에 실패해 한국으로 다시 돌아가야 하는 것은 아닌지 많이들 걱정한다. 새내기 NP의 취업과 관련된 질문들을 다음과 같이 정리해보았다.

Q. 정말 NP로 취업하기 쉬운가요?

A. 대답은 Yes. 앞서 다뤘듯이 미국 내에서의 NP 수요는 해가 갈수록 점점 늘어나는 추세이다. 물론 직종을 망라하고 공통된 규칙은 있다. 일자리가 적은 지방이나 소도시는 취업이 어렵기 마련이다. NP라고 예외는 아니다. 일자리가 많은 대도시 특히 캘리포니아의 경우에는 다르다. 취업이 심지어 쉽다고도 말할 수 있다. 경험이 없는 새내기 NP, 혹은 영어가 모국어가 아닌 NP라 하더라도 다인종이 공존하는 캘리포니아에서는 취업의 기회가 비교적 많다.

물론 처음부터 엄청난 연봉에, 빵빵한 복지혜택을 가진 초대형병원에 입사해서 내가 원하는 유동적인 스케줄을 가지고 일하는 것은 어려울 수 있다. 하지만 경력이 쌓이면 쌓일수록 더욱 선택의 폭이 넓어지는 것 또한 이 직종의 매력 중 하나이다. 특히 한 분야에서 오랜 경력을 쌓은 NP 라면 그야말로 '부르는 게 값'인 매력적인 지원자가 된다.

Q. 영어가 모국어가 아닌데 취업이 될까요?

A. 우리의 간호사로서의 배경이 여기서 또 빛을 발한다. 수업시간에, 또 간호사로 근무하며 썼던 그 많은 영어로 된 의학 용어들. 당시에는 힘들었을지 몰라도, 미국에서 공부하거나 일할 때 그 의학 용어만큼이나 반가운 단어도 없다! 영어를 원어민만큼 하지 않

아도 일할 수 있는 이유는 환자와 동료 의료진과의 의사소통이 대부분 의학적인 내용이기 때문이다.

미국에 와서 실제 일하고 있는 많은 외국인 간호사들이, 일상생활 영어보다 '의학 용어'를 사용하는 의사소통이 더 편하다고 이야기하는 것을 적지 않게 들을 수 있다. 간호사라면 익숙한 BP(Blood Pressure, 혈압), CVP(Central Venous Pressure, 중심정맥압), Vanco(Vancomycin, 항생제의 한 종류), Pneumonia(폐렴) 등 병원에서 나누는 흔한 대화 속에는 우리가 한국 병원에서도 쓰던 일상적인 의학 용어들로 가득하다. 또한, 대학원 NP 과정을 졸업하고 NP로서의 취업을 앞두고 있다는 것은 이미 NP 과정 입학과 간호사 면허에 필요한 영어 공인 시험을 통과하고 학교 교과 및 실습 과정을 무사히 마쳤다는 뜻이 아닌가? 그 정도의 영어 수준이면 영어로 환자의 상태에 대한 의사소통이 가능하고 영어로 챠팅이 가능하다. 절대 쉽다는 말이 아니다. 하지만 네이티브와 같은 완벽한 영어를 구사해야만 취업이 될 수 있다는 편견이나 부담감을 가지지 말라는 뜻이다. 특히나 다양한 인종과 이민자들이 공존하는 캘리포니아에는 서로 다른 억양과 언어를 구사하는 환자들과 의료진들이 많다. 남들과 다른 억양이나 미숙한 발음, 유창하지 못한 영어 실력보다도 더 중요한 것은 환자의 상태를 파악하고 그것을 정확하게 전달하는 개인의 역량과 노력이라고 감히 말하고 싶다(물론 영어로 자기 의견을 한마디도 제대로 하지 못하는 수준은 아니라는 가정하에).

여기서 하고 싶은 말은 "영어 못해도 취업하는 데 전혀 상관없어"가 아니라, "영어 조금 부족해도 괜찮아!" 하는 배짱이 필요하다는 말이다.

그래도 영어 때문에 자신이 없고 취업하기 두렵다면? 캘리포니아의 또 다른 장점이 여기서 그 빛을 발한다. 한인 인구가 많은 캘리포니아의 도시들에서는 한인 환자들을 위해 특별히 '한국어가 가능한' NP들의 수요가 많다. 졸업 후 일을 배우고 경험을 쌓는 과정에서 영어에 대한 부담을 조금 줄이고 싶다면 한인 인구들이 많은 도시의 한인 병원에서 실습 및 커리어를 쌓기 시작하는 것도 좋은 방법 중 하나이다. 물론 챠팅과 의료진과의 대화는 영어로 이루어져 한다는 점!

Q. 졸업 후 영주권이 없는데 일을 할 수 있나요?

A. 유학생 신분으로 대학원 NP 과정을 시작하는 거의 모든 학생들은 졸업 시 영주권이 없다. 우리에게 있는 것은 오직 학생 비자(F-1). 학생 비자를 가진 졸업생들은, OPT(Optional Practical Training)를 신청할 수 있는데, 이를 통해 졸업 후 12개월 동안 일을 할 수 있는 시간이 주어진다. OPT를 사용하면, 학위를 마치고 고용허가증(Employment Authorization Document, EAD)을 받아 12개월 동안 미국에서 급여를 받으며 합법적으로 일을 할

수 있다. 대학원 NP 과정을 마친 졸업생들 역시 당연히 OPT 신청이 가능하다.

Q. 영주권 취득은 필수인가요? 다른 방법은 없나요?

A. 물론 있다. 간호사가 아닌 NP이기에 가능한 선택지, 바로 취업비자(H-1)이다. 대학원 NP 과정을 졸업 후 스케줄 A 2순위로 영주권을 신청한다면 보통은 OPT를 하는 12개월의 기간 안에 영주권을 받을 수 있다(스케줄 A 2순위에 대해서는 뒤에서 더 자세히 설명하기로 하겠다). 쉽게 말하면 대학원 NP 과정 졸업 후 영주권을 지원해줄 고용주를 만나 수속을 밟으면, 보통 OPT로 일하는 12개월 안에 영주권이 나온다는 이야기다.

하지만 만약 영주권을 받고 싶지 않다면? 나는 미국에 정착해서 살지, 혹은 NP가 내 적성에 맞는 일인지 아직 모르는데 영주권은 부담된다면? 그래도 12개월은 너무 짧은 것 같은데, 조금 더 오래 미국에 합법적으로 머무르고 싶다면?

이럴 때 가능한 선택지가 바로 H-1이다. 영주권 수속이 지체되거나 거절당할 경우를 대비해야 할 경우, 혹은 영주권을 받을 의사가 없을 경우 선택 가능한 이 비자는, 4년제 대학 졸업자 혹은 동등한 학력의 소지자 등에게 부여되는 전문직 종사자(Specialty Occupation) 비자이다. 여기서 주목할 점은, 일반 간호사직으로는 이 비자를 받을 수 없고, 간호 관리직 이상만 가능하다는 점이다. 간호사는 학사학위 없이 2-3년 과정의 커리큘럼을 마치고도 일할 수 있는 직종이기 때문이다. 석사 이상의 학위인 NP는 H-1 비자 신청이 가능하기 때문에 영주권 외에도 이러한 방법으로 미국 내에서의 신분 문제를 해결할 수 있다.

NP로 취업하기, 어렵지 않다!

"정말 NP로 취업이 될까요?"

이미 영주권이 있다면 선택의 폭이 더 넓어지겠지만, 영주권이 없다 하더라도 영주권 지원을 해줄 테니 함께 일하자는 고용주들이 많다. 보통 몇 군데의 기회 중 어느 곳을 선택할지 결정을 하는 경우는 많아도, 일을 찾지 못해 한국으로 돌아가는 경우는 여태 단한 케이스도 보지 못했다. 심지어 공부를 미국 동쪽 끝에서 마치고 서쪽 끝으로 이사를 와도 함께 일하자는 고용주들이 넘쳐난다. 그 지역의 학교를 나오지 않아도, 그 지역에 인맥이 없어도, 영주권이 없고 영어가 완벽하지 않아도 괜찮다. 필요한 것은 자신감!

만약 그래도 너무 걱정이 된다면, 학생 시절 다양한 활동을 해보기를 권장한다. 지역의 NP 모임에 나가 현직 NP들이나 학생들과 친분을 쌓고 정보를 공유하는 것도 좋은 방법. 실습을 했던 곳의 고용주나 직원들과 좋은 관계를 유지하는 것도 졸업 후 취업으로 이어지는 하나의 방법이다. 실습 학생은 이미 병원의 시스템에 익숙하고 직원들과도 안면이 있으니 실제로 많은 곳에서 실습 후 취업 제안을 받는다.

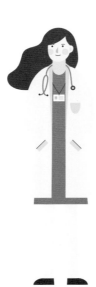

_____

NP로 미국에 정착하기

사실 미국에서 NP로 정착하기 위해서는 영주권 취득이 가장 중요한 과제 중 하나라고 해도 과언이 아니다. 중요한 만큼 많이들 골치를 앓는 일이기도 하다. 그래도 좋은 소식은 '간호사'라는 직종이 다른 직업에 비해 영주권 취득이 훨씬 쉬운 편이라는 것이다. 하지만 이민정책은 시시때때로 바뀌기 때문에 간호사로서 미국이민을 계획한다면 간호사 이민정책에 대해 공부할 필요가 있다. NP로서 영주권을 취득하는 절차 및 가장 빈번히 묻는 질문에 대해 알아보자.

Q. 영주권 수속은 어떻게 진행되나요?

A. 미국 시민권자와 결혼하거나 가족이민 초청을 받는 경우를 제외하면, 간호사로서 영주권을 신청할 수 있는 방법은 취업이민 3순위(EB-3)와 취업이민 2순위(EB-2) 두 가지로 생각할 수 있다. 일단 나를 고용하고 영주권을 지원해주겠다는 고용주를 찾았다면 바로 변호사를 통해 영주권 수속을 진행하면 된다. 일반 취업이민 2, 3순위의 절차를 큰 맥락으로 보면 노동허가서, I-140과 I-485를 차례대로 받는 것으로 볼 수 있다. 첫눈에 복잡해 보일 수 있으나 천천히 잘 읽어보기를 바란다.

1) 노동허가서(Labor Certification)
미국 현지인력으로 대체할 수 없고, 외국 인력을 채용해도 미국 고용시장에 악영향이 없다는 것을 증명 받는 것이다.

2) 이민청원서(Immigration Petition, I-140)

미국에서의 취업을 바탕으로 한 이민 비자를 신청할 자격을 부여해달라고 요청하는 청원서이다. 문제가 없다면 약 6개월 정도가 소요되고, 신속하게 처리해달라고 신청(별도의 수수료 납부)하면 약 15일 안에 검토 후 처리되기도 한다.

3) 영주권 신분 조정(Adjustment of Status, I-485)

이민 신분 조정을 요청하는 신청서이다. 약 6개월 정도가 소요되는 이 과정 동안 미국 밖으로 자유롭게 여행할 수 있는 여행 허가서와 합법적으로 일을 할 수 있는 임시 고용허가증(Employment Authorization Document, EAD)을 신청할 수 있다. 여행허가서와 임시 고용허가증이 있으면, 영주권이 최종 승인나기까지 미국에 합법적으로 거주하며 일도 할 수 있고, 미국 밖으로 자유롭게 여행을 할 수 있다. I-485가 승인됐다는 것은 즉 영주권이 나왔다는 뜻이다.

Q. 간호사는 영주권을 쉽게 받는 것이 사실인가요?

A. 대답은 YES!

간호사로서 영주권을 받는 과정은 다른 직종에 비해 영주권 신청

시 서류 진행 속도가 보다 빠르고 수월하다. 그렇기에 미국 이민을 생각한다면 간호사와 NP만큼 좋은 직업이 없다. 영주권을 받기 수월함은 물론 취업도 잘되며, 적지 않은 연봉을 받기 때문이다. 다른 직종으로 미국에 왔지만 뒤늦게 미국 간호사의 매력을 깨닫고 늦은 나이에 간호대학을 다시 들어가는 이민자들도 많이 있다. 하물며 NP는 간호사보다 더욱 안정적인 방법으로 영주권을 받을 수 있으니 가히 매력적인 선택지라 할 수 있겠다.

간호사는 이민법 상 '취업이민 3순위(EB-3) 숙련직'으로 분류되는데, 그 중에서도 스케줄 A에 해당한다. 스케줄 A는 미국 내에서 인력이 부족한 직종의 그룹으로, 대표적으로 간호사와 물리치료사가 이에 해당된다. 스케줄 A의 가장 큰 장점은 일반 취업이민에서 첫째로 통과해야 하는 노동허가서를 받는 과정이 생략된다는 것이다. 이 노동허가서를 받는 과정은 대략 6개월에서 10개월이 소요되고 거부율도 높은 과정이다. 하지만 간호사들은 이 과정을 생략할 수 있기 때문에 비교적 빠르고 안정적으로 영주권 수속이 진행된다고 말하는 것이다.

Q. 스케줄 A? 2순위? 3순위? 간호사에게 적용되는 영주권 용어, 좀 더 쉽게 설명해주세요.

A. 크게 취업을 통한 이민에는 다섯 개의 순위가 있다.

- **취업 1순위(EB-1):** 과학, 예술, 교육, 경영, 체육 분야에서 특출한 능력을 지니거나 국제적인 명성을 보유한 사람, 뛰어난 교수/연구인, 다국적 기업의 임원/경영진.
- **취업 2순위(EB-2):** 석/박사학위를 요구하는 전문직(**NP가 여기 해당**). 예술, 과학, 비지니스에서 특출한 능력을 지닌 사람. 학사학위와 5년 이상의 관련 경험을 가진 자.
- **취업 3순위(EB-3):** 전문직(학사학위 소지자), 숙련직(2년 이상의 경험 소지자, **간호사가 여기 해당**), 비숙련직(2년 미만의 경험자와 무경험자).
- **취업 4순위(EB-4):** 특별 이민자(종교인, 방송인, 은퇴한 국제 기구 직원 등).
- **취업 5순위(EB-5):** 새로운 영리 회사에 미화 1,800,000달러(고용확대 목표 지역에서는 미화 900,000달러)를 투자하고 미국 노동자들을 위해 적어도 10개의 새로운 풀타임 일자리를 창출하는 사람.

앞서 언급했듯이, 간호사는 '취업 3순위 숙련직'으로 분류된다. 그 중에서도 미국 내에서 인력이 부족한 직종이라고 판단되어 특별한 그룹에 속하게 되는데, 그것이 바로 스케줄 A이다. 이 특별한 그룹에 해당되면 길게는 1년 가까이 걸리는 노동허가서 과정이 생략되므로 다른 직종에 비해 빠르게 절차가 진행된다.

여기서 잠깐, 간호사 영주권 과정인 스케줄 A 3순위는 주의사항이 있다. 시시각각 변하는 이민정책 때문에 수년간 지체되는 등 예상치 못하는 변동사항이 많다는 것이다. 실제로 2007년부터 2017년까지 약 10년간 이민국의 간호사 영주권 처리가 심하게 지체되었다. 그리고 2017부터 미국 행을 꿈꾸던 많은 간호사들이 몰려들었는데, 그후로 약 2년 만인 2019년 8월, 갑작스럽게 다시 3년 대기 상태로 바뀌었다. 이처럼 당장은 영주권 신청이 가능한 시기라 하더라도 영주권을 준비하는 와중에 언제든 상황이 바뀔 수 있음을 유의해야 한다.

만약 내가 영주권을 신청하려는 시기에 스케줄 A 3순위가 유효하지 않다면 다음과 같은 두 가지 경우로 진행할 수 있다.

- **일반 취업이민 3순위:** 하지만 간호사로서의 혜택은 없고, 노동허가서(Labor Certification) 단계를 거쳐야 하므로 수속 과정이 비교적 길어진다.
- **스케줄 A 2순위:** 석사학위(또는 그와 동등한 경력)를 가지고 있어야 한다.

그러면 NP로 영주권을 신청하면 어떤 장점이 있을까? NP도 간호사의 한 종류이기 때문에 스케줄 A로 분류된다. 그런데 NP는 석사학위를 가지고 있기 때문에 3순위가 아닌 2순위로 진행이 가능하다. 즉, 스케줄 A에 해당되어 노동허가서 과정이 생략되는 것은 물론, 2순위 수속이기 때문에 3순위에 속한 직군들보다 빠르고 안정적으로 영주권을 받을 수 있다. 스케줄 A 3순위와 달리 비교적 지체될 위험이 적다. 그야말로 '가장 안정적이며 빠른' 영주권 수속 진행 과정을 밟게 되는 셈이다.

Q. NP도 비자스크린이 필요한가요?

A. 미국 취업에 관심이 있는 간호사라면 한 번쯤은 들어봤을 그 단어, 바로 비자스크린. NP도 예외는 없다. 비자스크린이 반드시 필요하다. 간혹 NP는 일반 간호사가 아닌 석사학위 이상의 소유자이므로 비자스크린이 필요 없다고 말하는 변호사들이 있다. 꼭 기억하길. 이는 잘못된 정보이다!

한국 간호사들이 미국 이민을 하는 과정 중에 가장 많은 시간과 노력을 들이는 과정이 바로 비자스크린이다. 비자스크린이란 미국에서 일하기 원하는 외국인들 중 특히 의료종사자들에게 요구되는 인증서인데, 영주권이나 취업비자를 신청할 때 반드시 첨부되어야 한다. 이는 미국의 해당 직종에서 종사하는 사람들과 동등한 자격을 소유한다는 것을 증명하는 것이므로, 한국 간호사 면허, 미국 간호사 면허, 한국 간호대학의 졸업 및 성적 증명서, 그리고 공인 영어 점수를 제출하여 그 자격을 검증 받는 것이다. 미국에 무작정 와서 면허시험인 NCLEX-RN을 통과했어도, 공인 영어 점수를 받지 못해 결국 한국으로 돌아가는 간호사들도 적지 않다.

비자스크린에서 요구하는 영어 점수는 IELTS 또는 TOEFL iBT 점수이다. IELTS는 아카데믹 모듈 평균 6.5 이상과 스피킹 7.0 이상이어야 하고, TOEFL iBT는 총점 83, 스피킹 26 이상을 받아야 한다. 비자스크린은 그 유효 기간이 2년이므로, NP 과정을 졸업하기 전에 미리 해놓는 것을 추천한다.

Q. 아무 고용주나 저에게 영주권을 줄 수 있나요?

A. 아니다. 고용주의 자격요건도 이민법에 제시되어 있다. 졸업 후 첫 직장을 구할 때 반드시 알아봐야 할 사항이다. 고용주가 영주권을 지원해줄 의사가 있는지 알아봐야 하고, 고용주가 영주권을 줄 수 있는 요건을 갖추고 있는지도 확인해야 한다. 여기서 그 요건이라 함은, 고용주의 재정능력이 안정적이고 세금 보고를 제대로 했는가이다(고용주 자격요건과 재정 확인은 변호사에게 문의해야 한다).

통상적으로 대형병원들은 경력자들 중 영주권/시민권 소지자를 고용하는 경우가 많다. 영주권 및 시민권을 소지한 지원자들이 많이 있기에 굳이 영주권을 지원해주며 외국인을 고용할 필요가 없는 것이다. 이에 반해 NP에 대한 수요 대비 공급이 적은 소규모의 클리닉에서는 영주권을 지원해주며 NP를 고용하는 경우가 많다. 정부의 지원을 받는 커뮤니티 클리닉 또는 환자가 많은 개인 클리닉에서 영주권을 지원해 주는 조건으로 NP를 많이 고용한다. 일단 영주권을 지원해 줄 고용주를 찾았다면, 변호사를 통해 영주권 수속을 바로 진행하는 것이 좋다.

Q. 저와 함께 가는 가족들도 영주권을 받을 수 있나요?

A. 영주권 신청 시에 배우자와 21세 미만의 자녀도 함께 신청이 가능하다. 21세 미만이라는 기준은 특정 시점의 나이를 말한다. 이민 절차에 따라 나이가 복잡하게 계산되기 때문에, 자녀의 나이가 애매하다면 변호사에게 나이 계산을 하도록 요청하는 것이 좋다.

영주권 관련된 내용은 정보가 방대하고 복잡해서, 막상 내가 그 과정을 겪기 전에는 사실 여러 번 읽어도 '이것이 무슨 말인가' 싶은 내용일 수 있다. 지금 다 이해하고 기억할 필요는 없지만, 그냥 '아, NP로 영주권을 신청하면 더 빠르고, 진행에 차질이 생길 위험이 적구나. 영주권을 받는 과정이 참 안정적이구나' 'NP로 영주권 신청 시에 거절당하고 한국으로 돌아가는 사람들은 거의 없구나' 정도만 기억해도 좋을 듯하다.

여기서 다룬 이민법 관련 내용들은 캘리포니아 로스엔젤레스 지역에서 현재 이민법 변호사로 활동하고 있는 이승우 변호사의 감수를 받은, 2019년 9월 현재 현행법에 의거한 내용임을 밝힌다. 신분 조정 신청의 승인 여부는 사례마다 다르고 미국의 이민법은 수시로 바뀌기 때문에, 본인의 조정 신청 시기에 맞춰서 변호사와 개별적으로 상담해보기를 권한다.

미국 오기 전 간호사 이민 상황 확인하기!

앞서 언급했듯이, 미국의 이민 정책은 수시로 변화한다. 상황에 따라 스케줄 A 3순위 영주권 진행이 지체되기도 한다. 미국 간호사의 꿈을 가지고 무턱대고 오기보다는, 현재 이민 정책 상황이 어떤지 수시로 확인해보기를 추천한다.

포털 사이트에 'The Visa Bulletin'을 검색하면 영주권 진행 상황을 확인할 수 있다. 이는 이민 비자의 카테고리별로 접수가능일과 승인가능일을 표기하고 있어서 현재 몇 년도에 지원한 사람들의 서류를 검토 중인지 알 수 있다.

변호사 선정 시 주의사항!

  영주권 신청 시 한 가지 주의 사항이 있다면 변호사를 선정하는 기준이다. 일반 이민변호사가 모든 것을 알고 있다는 믿음을 버리기를 바란다. 본인도 이민절차에 대해 지식을 가지고 변호사가 진행하는 과정을 확인해야 한다. NP의 경우 일반 취업이민과 달리 빠르게 진행할 수 있음에도 불구하고, 경험이 없는 변호사들은 일반 취업이민과 같이 취급하고 진행시켜 불필요한 시간 지체를 하는 경우도 종종 있다. 변호사 선정 시 NP 영주권 신청을 담당해본 적이 있는지 확인해보는 것이 좋다. 기억하길! NP는 특별하다!

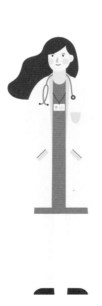

NP가 들려주는 NP 이야기

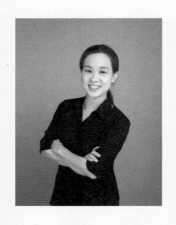

김은영

"
미국에서
사는 것이
꿈이었다
"

고려대학교 간호대학을 졸업하고, 서울 아산병원 심장외과 중환자실에서 일을 하였다. 간호대학에 입학할 때부터 미국 이민을 꿈꿨기에, 일을 시작한 지 6개월 만에 병원을 나왔다. 그 후 6개월 동안 미국에 갈 준비를 하였고, 2009년 4월 처음 미국 땅을 밟았다. 미국에서 영어공부와 대학원 준비를 하였고, 2011년에 California State University Long Beach(CSULB), Adult-Gerontology Primary Care Nurse Practitioner(AGPCNP, 성인-노인 전문간호사) 석사과정에 입학했다. 결혼, 임신, 출산을 하며 부득이한 휴학으로 졸업이 조금 늦어졌지만 지금은 로스엔젤레스 중심에 위치한 심장내과 클리닉에서 일하는 5년차 NP이며, 두 아이의 엄마인 워킹맘이다. 유학생 시절에는 경제적, 시간적으로 여유가 없었다. 하지만 지금은 아이들에게 미국의 좋은 교육 환경과 경제적 여유로움을 제공해 줄 수 있어 힘든 시간을 견뎌낸 보람을 느낀다.

나도 이민 가고 싶다

내가 이민을 처음 생각하게 된 것은 중학생 때였다. 중학교 3학년 여름방학, 당시 대학생이었던 오빠와 함께 노르웨이 외삼촌 댁을 방문하게 되었다. 그리고 외삼촌 식구들과 함께 북유럽 여행을 하였다. 난생 처음 하는 해외여행이었는데 그곳이 하필 북유럽이었다. 북유럽은 살기 좋은 곳 중에서도 항상 최상위권으로 꼽히는 곳이다. 서울에서 태어나 서울에서만 지내던 나에게 북유럽의 인상은 너무나도 강렬했다. 서울과는 다른, 멋진 자연환경과 여유롭고 평화로운 도시 분위기가 어린 나에게는 너무나 신선하게 충격적이었다. 여행 내내 그곳에 사는 사람들을 보며 '세상에 이런 곳에서, 이렇게 여유를 즐기며 사는 사람들도 있구나' 생각을 했고, 여행을 마치고 한국에 돌아와서도 2-3개월 동안은 다시 북유럽으로 돌아가고 싶다는 마음뿐이었다. 마치 고향을 떠나온 사람이 향수병에 걸려 고향을 그리워하듯, 나는 한 달도 채 머물지 않았던 북유럽을 계속 그리워하였다. 이민 갈 곳을 구체적으로 정하거나 계획한 것은 아니었지만, 그때부터 '나도 나중에 더 좋은 나라로 이민을 가야지'라는 생각을 하게 되었다.

나의 꿈은 생명공학자

중고등학교 시절 내가 제일 좋아하는 과목은 수학, 과학이었다. 철저하게 이과 성향인 나는 사회탐구, 언어영역에는 재능이 없는 편이었다. 고등학교 2학년때 나는 고민할 것도 없이, 여고에서 몇 반 되지도 않는 이과반을 선택했고, 생명공학과를 지원할 목적으로 수능을 준비하였다. 나는 '인류 의료 발전에 기여를 하리라'는 생각으로 생명공학자를 꿈꿨다. 그다지 자신이 있었던 것은 아니지만, 당장의 최고 목표는 서울대 생명공학과에 들어가는 것이었다. 꿈은 크게 가지라 하지 않았는가. 하지만 원하는 수능점수를 얻지 못했고, 서울에 있는 S대학교(서울대 아님) 생명공학과에 합격을 하게 되었다. 나는 한 치의 고민도 없이 재수를 하기로 결심했다. 한 번 더 시도하지 않으면 나중에 후회할 것만 같아서, 다시 도전하기로 마음을 먹었다. 그렇게 자처한 인고의 시간 끝에 다시 수능을 보았고, 수능성적표를 가지고 고3 담임선생님을 다시 찾아가 입시 상담을 하였다. 그리고 나는 생명공학과와 화학공학과를 지원하기로 결정하였다. 그때 담임선생님께서는 고려대학교 간호대학도 지원해보는 것이 어떻겠냐며 제안하셨다. 두 군데는 내가 원하는 곳을 선택했으니, 한 군데는 선생님이 권하는 곳을 지원하자고 말씀하셨고, 부모님께서도 여자가 공대를 가냐며, 간호대를 갔으면 하는 바람을 가지고 계셔서 고려대학교 간호대학에 지원을 하게 되었다. 나를 지원해주시는 분들의 뜻이니 존중하자는 생각에 간호대에 원서를 넣었지만, 나는 '붙어도 안 가면 되지'라는 생각을 하고 있었다. 하지만 인생은 항상 계획대로만 흘러가는 것은 아니다. 나는 고려대학교 간호학과 한 곳에서만 합격통지서를 받게 되었고, 그렇게 계획에도 없는 간호대학에 입학하게 되었다.

이민 갈 방법을 찾았어

간호대학 입학 후, 과에서 진행되는 오리엔테이션에서 졸업생 현황을 설명해주는 시간이 있었다. 현재 임상에 있는 졸업생, 교직에 있는 졸업생 등의 현황을 보여주던 그때, 내 눈에 띈 것은 바로 외국에서 일하는 졸업생 현황이었다. 2004년 당시 수백 명의 졸업생이 미국을 포함한 해외 각지에서 활동한다는 내용이었다. 그때 이런 생각이 들었다.

'간호사는 어느 나라든 하는 일이 많이 다르지 않을 테니 이민 가기 좋은 직업이겠구나.'

'계획에 의해 간호대를 온 것은 아니었지만, 이렇게 이민의 길이 열리는구나.'

'간호대를 온 것은 나의 운명이었어.'

'나도 저 졸업생들처럼 미국에 가서 일을 할 거야.'

그 오리엔테이션 시간에 내 인생의 큰 결심을 하게 되었다. 내가 원해서 간호대학에 온 것은 아니었지만, 대학생활을 시작하자마자 내가 속한 간호대에 굉장히 만족하기 시작했고, 공부를 할수록 더욱 흥미를 느끼며, 자부심을 가지게 되었다. 이렇게 빠르게 만족

하고 적응하리라고는 예상하지 못했지만, 덕분에 즐거운 대학생
활을 할 수 있게 되었다.

  교수님들 중에도 미국에서 간호사를 하셨던 분들이 계셨고, 미국
에서 NP 공부를 마친 분들도 계셨다. 수업시간에 종종 들려주시
는 미국 간호사와 NP에 관한 이야기를 들으며, NP의 존재를 자세
히 알게 되었고, NP라는 직업에 매력을 느끼게 되었다. 그리고 미
국에서 간호사로 일하며 돈을 벌면서, NP 공부를 해야겠다고 생
각했다. 대학교 1학년때부터 나는 "졸업하면 미국에 갈 거야"라고
부모님과 친구들에게 말하기 시작하였다.

배낭여행 14개국

치열하게 입시 공부를 하던 시절, 나는 대학생이 되면 하고 싶은 것, 여행가고 싶은 곳의 리스트를 적으며 입시 전쟁이 끝나기를 갈망했다. 드디어 대학에 입학한 후, 나는 자유로운 나의 대학시절을 어떻게 재미있고 즐겁게 보낼지에 대한 관심이 굉장히 컸다. 영화감상 동아리에 들어가서 동기, 선후배들과 함께 놀러 다니는 것도 게을리하지 않았고, 밴드부에 들어가서 배우고 싶었던 드럼도 배워보았다. 그리고 방학 때마다 해외로 배낭여행을 떠났다. '대학생때는 시간이 많아도 돈이 없어서 여행을 못하고, 직장에 들어가면 돈이 있어도 시간이 없어서 여행을 맘껏 못 한다던데, 나는 꼭 대학생 때 여행을 많이 해야겠다'라고 다짐을 했었다. 일 년에 두 번씩 해외여행을 할 수 있었던 이유는, 집과 가까이 있는 대학교에 들어가게 되어(지하철로 20분 거리), 집에서 통학을 했기 때문이다. 고등학생들 입시과외를 하며 돈을 벌어서, 교통비와 점심값을 뺀 나머지는 온전히 배낭여행 경비로 저축이 가능했다. 물론 럭셔리한 여행이 아니라 알뜰한 배낭여행만 가능했지만.

대학교 1학년때부터 4학년 때까지 방학 때마다 꾸준히 해외여행을 한 결과 호주, 그리스, 인도, 독일, 영국, 프랑스, 스위스, 체코, 일본, 대만, 중국, 홍콩, 태국, 필리핀까지 14개국을 여행하고 대학교를 졸업할 수 있었다. 여러 나라의 도시들을 보며 나의 시야를 넓히고 싶었고, 대학생 시절이 아니면 이런 여행은 할 수 없겠다는 생각이 들어 더욱 여행에 집착했다. 하지만 그렇게 배낭여행을 다니던 시절, 미국은 한 번도 다녀오지 않았다. 마음속에 미국은 '내가 살 곳'이라는 생각이 있었기에, 미국 여행은 그곳에 살면서 할 계획이었다.

한국 간호사로서의 삶

대학을 졸업한 후, '바로 미국에 갈까'라는 생각도 했었지만, 준비도 없이 무작정 갈 수는 없는 터라, 돈도 벌고 경험도 쌓을 겸 서울 아산병원에 들어가게 되었다. 서울 아산병원에 지원하게 된 이유는 한국에서 가장 큰 병원이라는 점, 그래서 전국 각지에서 모여드는 많은 환자들을 통해 더 많은 경험을 할 수 있을 것이라는 기대를 가지고 있었기 때문이다. 얼마나 일할지는 모르지만 그곳에서 한 번쯤 일해 보고 싶었다. 일을 시작하기 전 서울 아산병원에서 2주 동안 인턴십을 할 기회가 주어졌다. 인턴십은 내가 가고 싶은 과를 먼저 경험해 볼 수 있는 좋은 기회였는데, 응급실 또는 흉부외과 중환자실에서 일하고 싶었던 나는 응급실을 지원하여 인턴십을 하게 되었다.

간호사들의 멋진 활약을 볼 것을 기대하며 응급실을 지원하였지만, 실제로 내가 본 것은 환자와 보호자들에게 종일 불평 불만을 들으며 쉬지 않고 일하는 간호사들의 모습이었다. 치료받기를 원하는 사람들에 비해 의료진의 수는 부족했고, 그로 인해 기다리는 환자들의 불만이 끊이지 않았다. 근무시간 내내 최선을 다해서 일해도 돌아오는 것은 환자와 보호자들의 불평이었다. 그럼에도 불구하고 매일같이 열심히 일하는 간호사 분들이 존경스러울 뿐이었다.

　그 와중에 인턴십을 하며 새로운 사실을 알게 되었는데, 그곳 응급실에는 심전도를 직접 찍고, 바로 검사결과를 판독하는 간호사가 있었다. 그 선생님은 환자 간호를 담당하지 않고, 응급실에 들어오는 모든 환자들의 심전도를 도맡아, 환자에게 급성 관상 동맥 증후군(Acute coronary syndrome)이 있는지 가려내는 역할을 하고 계셨다. 심전도의 해독은 일반 간호사가 하기에는 까다롭고 어렵다. 하지만 의사가 응급실에 들어오는 모든 환자의 심전도를 찍고 판독하기에는 인력 부족으로 가능하지 않은 상황이었다. 그래서 오랜 임상 경력이 있는 간호사에게 특정 교육을 제공한 뒤, 의사를 보기도 전에 심전도를 판독하게 하여 환자 진료의 효율성을 높이고 있는 것이었다. 한국에서 미국의 NP와 같은 직업이 존재하진 않지만 그 역할의 필요성은 인지하고 있었던 것 같다.

　2주간 응급실을 경험한 나는 응급실에서 일하고 싶다는 생각이 들지 않았다. 신규 간호사 교육이 끝난 뒤 나는 흉부외과 중환자실을 지원하여 그곳에서 일하기 시작하였다. 간호대학 시절 가장 흥미 있던 공부가 심장학이었고, 심전도가 마치 수학문제를 푸는 것 같아 심전도 공부 또한 재미있게 느껴졌기 때문에, 흉부외과 중환자실 일이 나의 적성일 것이라고 생각했다. 흉부외과 중환자실은 심장수술을 받은 환자가 회복실을 거치지 않고 수술실에서 나오자마자 오는 곳이었다. 따라서 흉부외과 중환자실은 회복실과 중환자실 역할을 동시에 하고 있었다.

하루에도 몇 명씩 수술 직후의 새로운 환자들이 그곳으로 들어왔고, 며칠이 지나서 안정된 환자들은 병동으로 보내졌다. 엄격한 프리셉터에게 교육받는 3개월 동안 육체적, 정신적으로 많이 힘들었고, 교육 후에도 신규로서 감당할 수 없는 많은 업무량에 매일이 버거웠으며, 알지 못할 서러움에 눈물 흘리며 퇴근하는 일이 많았다.

나중에 한 선배가 알려주기를, 특히 흉부외과 중환자실은 일이 상대적으로 긴장감이 커서, 다들 예민하게 일하는 곳이며, 많은 간호사들이 근무하기 꺼려하는 곳이라 했다. 그런 곳을 내가 자처에서 가겠다고 지원했으니, 당연히 지원한 곳으로 배치가 될 수 있었던 것이었다. 생각해보니 오랜 경력을 가진 선배들이 특히나 적은 곳이었는데, 그 이유를 알 것도 같았다.

'좋은 학교에 가기 위해 열심히 공부했던 나의 노력과, 나름 명문대에서 배우고 실습하며 쏟은 에너지가 과연 행복하지 않은 이 직장생활을 위한 것이었나'라는 허무한 생각이 들었다. '어차피 미국에서 살 건데 여기서 버티는 게 무슨 의미가 있나' 생각했다. 나는 계획보다 더 빨리 병원을 그만두게 되었고 그 덕에 미국에 올 계획을 더 빨리 실행하게 되었다. 그렇게 나는 입사 6개월 만에 병원을 나왔다.

미국을 가기 위한 첫걸음

사실 나는 병원을 다니면서 미국간호사 시험인 NCLEX-RN 서류 준비를 시작하였다. 서류 접수를 대행해주는 곳도 있었지만, 유학 가기 전 돈을 많이 모아 놓아야 한다는 생각에 대행비를 아끼고자 나 홀로 직접 진행하였다. 그때만 해도 지금처럼 미국 간호사에 대한 정보가 많지 않았다. 검색엔진에 '미국 간호사'를 입력해도 그 후기가 몇 개 되지 않았으며, 시험 서류 접수에 관한 글도 쓸 만한 것은 한두 개밖에 없었다. 내가 원하는 정보를 가지고 있는 미국 간호사에 대한 책도 단 한 권뿐이었다. 나는 미국 웹사이트에서 정보를 모아 서류를 접수하였고, 담당기관에 직접 전화를 해서 미국에 오기 직전 시험 응시 허가서(ATT)를 받았다.

NCLEX-RN 공부를 본격적으로 시작한 것은 병원을 그만둔 후부터였다. 저녁에는 집에서 온라인 강의를 들으며 시험준비를 하였고, 낮에는 영어학원에서 대부분의 시간을 보냈다. 나의 영어실력은 해외여행을 다닐 정도의 실력이지, 미국에서 돈을 벌 실력은 아니었다. 강남에 있는 한 영어학원을 다니며 일명 스파르타 교육을 받았다. 하루에 서너 시간씩 수업을 받았고, 숙제를 하는 데만

두세 시간을 들였으며, 월요일부터 금요일까지 하루도 빠짐없이 주 5일을 6개월 동안 다녔다. 그 덕분에 짧은 기간에 영어실력을 많이 향상시킬 수 있었다. 그리고 인터넷을 검색하여 알게 된 로스엔젤레스의 한 대학교 ESL(English as a Second Language) 과정을 통해 2009년 4월 처음 미국에 오게 되었다.

대학원 지원도 혼자 힘으로

앞서 언급했듯이, 미국에 올 준비를 하던 당시 인터넷을 많이 검색하고 책도 많이 찾아봤지만 미국 간호사 이민에 대한 정보가 요즘같이 많지 않았다. 그 덕에 나는 간호사로 영주권을 신청할 수 없는 상황인 줄은 꿈에도 모르고 미국에 왔다. 미국 간호사에 대한 책 한 권을 읽고, 필요한 정보를 복사까지 해왔지만, 그 책이 쓰였을 당시는 간호사 이민이 쉬울 때여서 여전히 쉬운 줄만 알고 미국에 온 것이었다. 실시간 정보를 얻지 않고 온 나의 잘못이었다. 미국에 온 지 2개월 만에 NCLEX-RN에 합격하고, 몇 개월 뒤 IELTS 영어점수 또한 받았지만 영주권은 신청할 수 없었고, 경력이 거의 없는 일반 간호사였기에 취업비자를 받을 수도 없었다. 당시 ESL 수업을 듣던 학교에서는 조만간 간호사로 영주권을 신청할 수 있게 상황이 바뀔 것이라 말했지만, 그 말만 믿고 허송세월을 보낼 수는 없었다(실제로 2017년이 되어서야 영주권 문호의 상황이 바뀌었으니, 하마터면 7년이나 기다려야 할 뻔했다). 그렇다고 한국에 돌아갈 수도 없었다. 합법적으로 일을 하는 것은 불가능했지만, 학생비자로 미국에 왔기 때문에 합법적으로 공부는 할 수 있었다.

　원래는 간호사로서 영주권을 받고, 일하면서 대학원 공부를 하겠다는 계획이 있었으나, 일은 못하고 공부만 계속하게 되었다. 당시 뉴욕 간호사 면허만 가지고 있었는데 캘리포니아 주의 경우 사회보장번호가 있어야 정식 간호사 면허를 받을 수 있다. 나는 ESL 수업을 듣는 학교에서 간단한 아르바이트를 하여 사회보장번호를 신청한 뒤 캘리포니아 간호사 면허 또한 받게 되었다. 그리고 로스엔젤레스 지역에서 간호학 석사과정을 알아보기 시작하였다.

　보통 유학원을 통해 대학원 원서를 넣는 경우가 많은데, 나는 혼자서 대학원을 정하고, 하나부터 열까지 스스로 해나갔다. 대학원 지원 과정이 별로 어려워 보이지 않았고, 여러 군데 지원할 생각도 없었으며, 유학원에 쓸 돈을 아끼기 위함이었다. 돈을 벌지 못하고 계속 써야 하는 상황에서, 모아둔 일정 금액과 부모님이 조금씩 보내주시는 생활비를 보태더라도 사립대 학비를 감당하기는 힘들었다. 대학원에 입학해서 학교 내 아르바이트를 찾을 수 있다는 보장도 없었고, 공부시간을 쪼개서 일하고 싶지도 않았다. 영어로 수업을 듣고, 영어로 과제를 하고 발표를 해야 되는 상황이 두려워서 공부하는 동안은 최대한 공부에만 집중하고 싶었다. 그리고 일정 학점 이상을 받아야 졸업도 가능하고 학생비자를 유지할 수 있었기 때문에 공부에 전력을 다해야만 했다. 그래서 나는 최대한 저렴한 학비로 공부를 끝낼 수 있는 학교를 알아보았다. 캘리포니아에 있는 주립대 중 California State University는 학비가 저렴하기로 유명하다. 여러 도시에 있는 California State University 중에 Long Beach에 있는 학교가 간호대학으로 명성이 나 있는 터라 California State University Long Beach에 지원하기로 결정하였다. 유학생은 학비를 두 배로 내지만, 두 배로 낸다 해도 석사과정 총 학비가 $30,000(대략 3,500만 원) 정도였으니 다른 학교에 비해 굉장히 저렴한 편이기는 하였다. 학비가 저렴하고 간호대학이 좋기로 소문이 난 곳이라 경쟁률도 만만치 않았지만 나는 기대를 가지고 California State University Long Beach 석사과정에 지원을 하였고, 혹시나 이곳이 안 될 경우를 대비해 California State University Los Angeles에도 지원하였다. 그리고 다행히 두 학교에서 모두 합격통지서를 받게 되었다.

결혼과 임신, 출산과 공부

대학원 준비를 하는 도중 나는 교회에서 만난 남편과 2010년 11월에 미국에서 결혼을 하였고, 2011년 NP 석사과정에 입학할 당시 임신 중이었다. 강의실 바로 앞에 있는 주차장은 언제나 만차여서 멀리 있는 주차장에 주차를 한 뒤, 먼 거리를 걸어야만 했다. 넓은 학교 캠퍼스를 원망하며, 무거운 교재들을 넣은 캐리어를 끌고 20분을 넘게 걸어서 강의실에 도착하곤 했다. 무거운 몸을 이끌고 공부하는 것 또한 힘들지만 더욱 힘든 것은 출산 후였다.

2012년 딸을 출산하고, 미국에 가족도 친척도 없는 상황에서 도저히 풀타임으로 학교를 다닐 수가 없었다. 하지만 이민법상 학생 비자로는 파트타임으로 공부할 수 없었다. 다행히 남편이 졸업 후 취업비자(H1비자)를 가지고 일을 하고 있었기 때문에, 나는 취업비자 배우자비자(H4비자)로 미국 체류 신분을 변경해서 파트타임 학생으로 공부를 지속하였다. 육아와 공부를 병행하던 나의 대학원 시절은 미국에서 가장 힘든 시기였다고 말할 수 있다. 가족들 도움 없이 미국에서 아이를 키운다는 것은 참으로 힘든 일이었다. 아이가 태어나고 처음 일 년 동안 신생아를 돌보며 공부를 했고,

힘들고 서러워서 눈물 흘리던 날도 많았다. 아기가 자는 시간에만 공부하고 보고서를 쓸 수 있었기 때문에 나는 주로 저녁시간부터 새벽까지 공부를 하였다. 일주일에 한두 번씩 수업이 있는 날에는 아기를 보는 분이 집에 오셨고, 나머지 시간은 혼자 육아를 감당했다. 남편은 생활비를 벌기 위해 주 6-7일을 일했고, 그 덕에 나는 독박육아와 대학원 공부를 병행해야만 했다.

아이가 한 살이 된 후에는 어린이집을 보내기 시작하여, 다시 풀타임학생이 되어 공부와 실습을 하였다. 오전 8시에 수업이 있던 날이면 아이를 오전 7시에 어린이집에 맡기기도 하였는데, 시간에 상관없이 아이를 봐줄 테니 공부 얼른 끝내라며 무한 응원을 해주신 어린이집 원장님은 나의 은인이시다. 풀타임으로 공부를 했다면 2013년에 졸업했겠지만, 딸의 육아와 공부를 병행하며 파트타임으로 공부해서 2014년 졸업을 하게 되었다. 하지만 나는 출산 직후 수강한 한 과목을 제외한 나머지 모든 과목에서 A를 받았고, 4.0 만점에 3.875를 기록하며 우수한 학점으로 졸업을 하였다.

실습지에 취업하다

대학원을 다니며 실습을 할 때, 로스엔젤레스의 한 한인의사 심장내과에서 한국어를 할 수 있는 NP 실습생을 보내 달라는 요청이 학교로 왔다. 간호사 실습생은 간호사를 따라다니며 관찰만 하는 경우가 대부분이지만, NP 실습생은 환자 인터뷰를 돕고, 환자의 건강상태를 파악하는 데 직접 참여하여 의사나 NP에게 도움을 준다. 따라서 NP 실습생을 환영하는 병원들이 많이 있다. 나는 심장과에 관심이 있었고, 마침 그 병원이 집에서 5분거리에 위치하고 있어서 더욱 잘 되었다는 생각에 그곳에서 몇 개월간 실습을 하였다.

대부분의 한국인 1세대 이민자들은 영어 의학 용어를 잘 모르기 때문에 한인의사를 보기를 선호한다. 그 중 한인 심장전문의는 몇 명 되지 않아, 내가 실습하게 된 곳은 많은 한국인들이 찾아오는, 무척이나 바쁘게 돌아가는 심장내과였다. 한국인 환자들도 많지만, 일본, 중국, 필리핀, 남미, 미국인 등 다양한 인종의 사람들이 진료를 하러 오는 유명한 심장내과이기도 했다. 한국의 웬만한 대학병원 외래 진료와 같은 분위기랄까. 30년 경력을 가진 심장과 의사 한 분이 운영하는 병원이었는데, NP를 한 번도 고용해 본 적이 없다고 하셨다. 하지만 클리닉이 워낙 바쁘다 보니 NP 학 생들의 도움을 받아보고 싶어서 학교에 이메일을 보낸 것이라 하 셨다. 한인환자들을 보는 경우 한국말로 빠르게 대화를 진행할 수 있어 좋았지만, 그 모든 대화를 실시간 영어로 챠팅해야만 했다. 처음에는 그 일이 조금 어렵게 느껴졌지만, 그 실습 덕에 통역 연 습은 많이 되었다.

내가 심장과에서 했던 일은 의사가 환자를 보기 전 미리 환자의 증상을 파악하여 기록하고, 필요한 검사자료들을 검토/요약하여, 의사가 환자를 효율적으로 보도록 준비하는 역할이었다. 이 역할 을 통해 의사의 진료시간은 줄여주고, 환자에 대한 파악이 더욱 잘 되도록 도왔다. 그리고 의사가 그 환자를 볼 때 함께 진료실에 들 어가서 환자에게 하는 처치를 보며 심장과 일을 배웠다.

실습기간 동안 열심히 했던 나의 모습이 좋은 인상을 남겼는지, 졸업도 하기 전에 그 심장과에서 같이 일하자는 제의를 받았고, 나 에게 필요한 조건이 충족되어 그곳에서 일하기로 결정하였다. 첫 째로 내가 영주권을 받을 수 있도록 지원해주었고, 비교적 만족할 만한 연봉을 제시했으며, 집에서 5분 거리에 있어 출퇴근이 용이 했다. 어린 딸을 유치원에 보내고 일하기에도 마음이 편할 만큼 가 까운 거리에 있다는 점이 가장 마음에 들었다.

최대의 관문 영주권

학생비자를 가지고 학교를 졸업하면 졸업 후 1년 동안 미국에서 합법적으로 일할 수 있는 OPT 신청이 가능하다. 하지만 나는 출산 후 학생비자에서 취업비자 배우자비자로 체류 신분을 변경한 상태였기 때문에 OPT를 신청할 수 없었다. 취업은 확정되었어도 당장 일을 할 수는 없는 것이었다. 나는 졸업 후 NP면허를 받자마자 직장을 통해 영주권 진행을 시작하였다. 나는 석사학위가 있었기 때문에 취업이민 2순위에 해당했고, 간호사 직종이므로 스케줄 A로 신청이 가능했다. 병원에서 소개한 변호사를 통해 나는 초스피드를 자랑하는 스케줄 A 2순위로 영주권 수속을 진행하였다. 영주권 서류접수 2개월 만에 고용허가증을 받아 심장과에서 일을 시작할 수 있었고, 그로부터 3개월 뒤 영주권을 손에 쥘 수 있었다. 영주권을 신청한 지 5개월 만에 영주권을 받게 된 셈이다. 대학원 졸업과 영주권 취득으로 나는 비로소 미국에 제대로 정착하게 되었다. 졸업 후 일을 하게 되기까지 몇 개월이 걸리긴 했지만, 나는 그 시간을 활용해 NP 자격증 시험 또한 통과할 수 있었다.

심장학이 좋아서

간호대에서 학사공부를 할 때 가장 재미있던 파트가 심전도와 심장학이었기 때문에, 석사 졸업 후 심장과에서 일하게 되어 매우 기뻤다. 하지만 처음 NP 일을 시작할 때는 심장에 대한 공부가 더 필요했다. 간호사로서 흉부외과 중환자실에서 일을 했지만, 중환자실에서 봤던 환자는 심장외과 환자였고, NP로서 일하는 곳은 심장내과였다. 물론 그 간호사로서의 경력도 짧았다. 또한 심전도에 대해 잘 안다고 생각했지만 막상 다양한 심전도를 보니 생소하게 느껴졌고, 처음에는 정확하게 판독하기가 힘들었다. 직접 경험해보니 별로 잘 알지도 못하는 심장과에 '괜히 일한다고 했나?' 하는 걱정이 들었다. 몇 달은 내 결정에 후회도 되고 출근하기가 두렵기까지도 했다. 하지만 영주권도 받아야 하고, 졸업 후 첫 직장인데 경력을 쌓아야 한다는 생각에 도망가지도 못하고 꾸준히 트레이닝을 받았다.

같이 일하는 심장전문의 선생님이 심장학 책과 심전도 책을 주시며 하나씩 공부해보라 조언해 주셨고, 나에게 도움이 될 만한 환자가 있으면 직접 보게 해주셨고, 나의 챠팅을 하나하나 피드백 해주며 트레이닝을 시켜주셨다. 30년 넘는 경력을 가진 심장전문의에게 직접 가르침을 받은 덕에 많은 지식과 경험과 노하우를 얻게 되었다. 시간이 흐르며 점차 일에 익숙해졌고, 지금은 5년차 NP로 나름 제 역할을 잘 하고 있다고 자부한다.

NP로서의 삶

NP로 미국에 정착해서 가장 좋은 점은 한국에서 받지 못했던 사회적 존중을 받을 수 있다는 것이다. 미국에서 간호사와 NP는 사회에서 많은 존경을 받는 존재이다. 미국에서 간호사(RN)라고 말하면 당연히 공부를 많이 한 사람으로 여겨진다. 미국 간호대학은 입학도 힘들고, 졸업도 힘들기 때문이다. 그와 더불어 연봉도 일반 회사원보다 배가 많다. 의사들도 간호사들을 존중하며, 환자들도 간호사들에 대한 신뢰가 굉장히 높다. NP는 이에 더해 석사과정 이상을 마치고 할 수 있는 일이라서 사회적인 인식과 대우가 더욱 좋다.

NP 일은 간호사 일보다 체력적인 소모가 적다는 것 또한 하나의 장점이다. 물론 개인의 선호도에 따라 NP 일이 적성에 맞지 않아, NP 과정 졸업 후 다시 간호사 일을 하는 사람도 있다. 하지만 나는 현재 NP로서 환자의 진료와 치료에 직접 참여하며 일하는데 보람을 느끼며, NP로서 받는 대우에 만족하고, 새로운 공부를 계속 하게 되는 직업이라서 지루할 틈 없이 즐겁게 일하고 있다.

혹자는 "NP 할 거면 의사를 하지 그랬냐?" 또는 "NP는 의사와 같은 일을 하며 돈은 적게 받는다"고 말하기도 한다. 의사가 NP보다 연봉이 많고 더 대우를 받는 것은 당연한 일이다. 의사가 되기 위해 쏟는 시간과 돈은 NP와 비교할 수 없이 크다. 의사가 되기 위해서는 10년이 넘는 시간이 걸리며, 그 교육과 실습 내용도 굉장히 방대하다. 물론 수억의 학비도 들여야 한다.

이에 비해 NP는 비교적 짧은 기간 동안 자신이 선택한 전공 분야에 초점을 둔 교육을 받고 임상에 투입된다. NP가 되기 위해 들어간 시간과 비용에 비해 NP로서 받는 혜택이 더 크다고 생각한다. 나는 실제로 대학원 학비의 일부를 신용카드로 결제했었다. 그렇게 졸업 후 카드 빚이 2천만 원 정도가 있었는데 일을 시작하고 빚을 갚는 데 몇 개월밖에 걸리지 않았다(학생비자가 아니었던 덕분에 미국에서 신용카드를 발급받아 쓸 수 있었고, 남편이 생활비를 벌었기 때문에 생활비를 충당할 수 있었다. 학비와 생활비를 모으지 않은 상태로, 남편을 만나지 않고 혼자 공부했다면, 재정적인 어려움 때문에 공부를 마치지 못했을지도 모른다).

NP의 아르바이트

2018년 나는 둘째 아이를 출산하면서 5개월 휴직을 하였다. 휴직을 하더라도 캘리포니아에서는 최대 4개월 동안 임신/출산 휴가비용을 지불한다. 월급을 받을 때 일부 금액이 캘리포니아 세금으로 나가는데, 이렇게 내가 냈던 세금을 통해 실업급여 혜택을 받게 되는 것이다. 나는 휴직 동안 일주일에 $1,252, 한 달로 치면 $5,000이 넘는 돈을 받으며 출산을 하고 몸조리를 하였다. 실업급여 금액은 내가 벌었던 돈에 비례해서 측정되며, 3개월 수입이 $27,105.01 이상이 되면 최고금액으로 실업급여를 받게 된다 (2018 캘리포니아 기준). 나는 캘리포니아에서 받을 수 있는 실업급여의 최대치를 받을 자격요건이 되었으며, 휴직기간 동안 경제적인 지원을 받으며 마음 편히 육아를 하며 일을 쉴 수 있었다.

복직 후에는 파트타임으로 심장내과에 복귀하였다. 그러나 쉬는 날에도 하루 종일 육아를 하는 것보다 나를 위한 투자를 하고 싶었다. 그러던 중 에스테틱 클리닉에서 간호사로 일하는 친구의 일이 흥미로워 보였다. 그 친구는 에스테틱 클리닉에서 보톡스와 필러를 주입하고, 각종 레이저 시술을 하고 있었는데, 일이 고되지 않고 재미있으며 업무의 부담도 적다며 본인 일에 굉장히 만족을 하고 있었다. 새로운 분야인 에스테틱에 대한 호기심도 들었고, 앞으로 계속 성장할 분야라는 생각이 들어 배워두면 유용할 것이라는 생각이 들었다. 심장과 일이 힘들고 육체적으로 지치게 되면 할수 있는 다른 분야에 보험을 들어 놓은 기분이랄까.

　나는 친구가 일하는 클리닉에 찾아가서 의사의 허락 하에 친구가 하는 일을 보게 되었다. 에스테틱 클리닉에서 일주일에 하루씩 자진 실습을 두 달째 하던 중, 갑자기 그곳에서 일하는 다른 간호사가 일을 그만두게 되어 나에게 일주일에 하루 이틀이라도 파트타임으로 일하지 않겠냐는 제의가 들어왔다. 심장내과에서 주 4일 일을 하는 중이었기 때문에 일주일에 하루만 에스테틱 클리닉에서 일을 하기로 결정한 뒤, 본격적으로 트레이닝을 받기 시작하였다. 레이저시술도 흥미로웠지만 오랜만에 주사기를 들고 일하는 보톡스와 필러 주입이 나의 새로운 적성을 찾은 것처럼 더 흥미롭게 느껴졌다. 심장내과에서 8시간 동안 쉴 틈 없이 일하는 것에 비해, 에스테틱 클리닉의 스케줄은 비교적 여유가 있는 편이다. 레이저 시술을 한 뒤 팁을 받는 경우도 많이 있어서 마치 '꿀알바'를 하는 느낌이다. 현재 캘리포니아도 NP가 의사의 감독없이 독립적으로 의료활동을 하도록 법이 바뀌는 움직임이 시작되었는데, 나는 이 일이 계속 나에게 잘 맞는다는 생각이 들면, 훗날 나의 이름으로 에스테틱 클리닉을 오픈할 가능성도 염두에 두고 있다.

캘리포니아의 매력

캘리포니아에서 지내면서 가장 좋은 점은 역시 날씨이다. 일 년에 비 오는 날이 그리 많지 않고, 흐린 날도 많이 없으며, 대부분의 날들이 '매우 맑음'이다. 겨울에도 영하로 내려가지 않으며, 여름에도 덥지만 습도가 낮아 불쾌지수는 높지 않다. 무더운 여름날에도 나무 그늘 아래는 항상 시원하며, 미세먼지에 대한 걱정도 없다. 사실 주변 도시에 비하면 로스엔젤레스의 공기도 그다지 깨끗한 편은 아니지만 서울에 비하면 훨씬 좋은 것은 사실이다.

캘리포니아에는 멋진 해변들 또한 많다. 로스엔젤레스에서 서쪽으로 30분 정도 운전해서 가면 산타모니카 비치가 있다. 주변에 예쁜 거리와 다양한 쇼핑몰들이 있고, 항구에 가면 작은 놀이공원이 있어 아이들과 나들이하기 좋은 장소이다. 산타모니카에서 남쪽으로 내려가면 맨해튼 비치, 레돈도 비치, 헌팅턴 비치, 뉴포트 비치, 라구나 비치 등 예쁜 바닷가들이 많다. 또한 어린아이 둘을 키우는 엄마로서 캘리포니아는 아이들의 놀이공간이 많아 좋다는 생각을 한다. 디즈니랜드, 유니버설 스튜디오, 레고랜드, 씨월드, 샌디에고 동물원 등 세계적인 놀이공원들이 로스엔젤레스에서 운전하면 1-2시간 안에 갈 수 있는 거리에 있다.

캘리포니아의 또 다른 장점은 다양한 인종이 공존한다는 것이다. 중국사람들과 한국사람들이 많아 학구열이 뜨거운 도시들도 많고, 아시아인을 포함한 다양한 인종이 공존하기 때문에, 내가 사회생활을 하며 겪어야 할, 또 내 아이들이 학교에서 겪어야 할 인종차별이 타 주에 비해 훨씬 적은 편이다. 캘리포니아에서 NP로 일하며, 아이들을 키우며 생활하는 현재, 나는 이곳에 오길 잘 했다는 생각을 한다. 교육환경, 자연환경, 사회적인 환경까지 내가 있는 곳에 만족을 하며 한국에 돌아가고 싶은 생각이 들지 않을 정도로 이곳이 좋다.

도전을 멈추지 않는 삶

간호대를 졸업하고 미국에 와서 정착하기까지 나의 삶은 끊임 없는 도전의 연속이었다. 도전하지 않았던 꿈에 대한 미련을 가지고, 후회하고 싶지 않아서, 나는 계속해서 도전했다. 그 용감한 도전 덕분에 힘든 여정을 거쳐야 했지만, 지금의 더 나은 결과를 얻을 수 있었다. 나는 최근 에스테틱 일에 관심이 생겨 이 분야의 파트타임 일을 시작하였다. 또한 부정맥 전문 NP에 흥미를 가지고 공부하고 있으며, 이 분야의 경력을 쌓기 위해 도전하는 중이다. 심장과 내원환자를 보기 위해 Acute Care NP 자격증 취득 또한 고려 중이다. 이렇게 목표와 꿈을 가지고 끊임없이 도전하는 나의 삶은 지루할 틈이 없다.

간호사로서 도전할 수 있는 분야는 무궁무진하다. 꼭 미국간호사나 NP를 목표로 하지 않더라도, 한국간호사들이 본인의 가치에 자부심을 가지고, 끊임 없이 자신의 꿈에 도전하고 발전하기를 바란다.

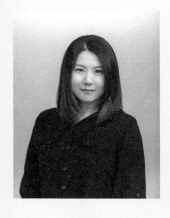

안윤선

"

어렸을 때부터 늘
환자들을 위한 일을
하고 싶었다

"

건강하셨던 할아버지의 갑작스러운 대장암 판정, 그리고 할아버지를 위해 가정방문을 해 주던 호스피스 간호사 선생님들을 보며 처음으로 간호사가 되어야겠다고 마음먹었다. 고려대학교 간호대학 졸업 후, 서울 아산병원 신경외과 중환자실에서 약 3년 동안 중환자실 간호사로 일했다. 2010년 12월, 마지막 근무를 마친 후 본격적으로 미국에 갈 준비를 시작했다. 미국 간호사 면허시험 공부와 대학교 조교 근무를 병행하며 유학을 준비했고, 2012년 7월, Boston College, Adult-Gerontology Primary Care Nurse Practitioner(AGPCNP, 성인-노인 전문간호사) 석사과정을 밟기 위해 미국 동부로 향하는 비행기를 탔다. 아름다운 도시 보스턴에서 대학원 2년 과정을 마치고, 2014년 대학교 동기들이 있는 캘리포니아로 이사를 왔다. 지금은 샌프란시스코 베이 지역에서 5년 차 성인-노인 NP로 일하고 있다.

간호사가 뭐야?

사실 처음부터 간호사가 되고 싶었던 것은 아니었다. 평생 병원에 다니느라 늘 바쁘셨던 할머니를 보며 '아픈 사람들을 도와주는 일을 하고 싶다' 생각은 했지만, 생각해보면 나는 '간호사'를 직접 만나본 적이 한 번도 없었던 것이었다. 그도 그럴 것이, 일년에 딱 한 번 독감 예방주사를 맞으러 동네 작은 의원에 가는 일이 전부였으니 나는 '간호사' 하면 동네에 있는 작은 병원 데스크에 앉아 있는, 혹은 독감 예방주사를 놔주는 모습을 연상시키곤 했던 것이다.

처음으로 진짜 간호사를 본 것은 스무 살, 대학교 1학년 학생이었던 해였다. 나는 당시 원하지 않는 전공에 발을 걸쳐 놓은 일명 '반수생'으로, 고3 때 낙방의 쓴맛을 봐야 했던 약대에 대한 미련을 버리지 못해 다시 수능을 준비하고 있었다. 그 와중에 우리 가족에게 청천벽력 같은 소식이 날아왔다. 평생을 건강하셨던, 그 흔한 감기 한 번 걸리지 않으시던 할아버지께서 대장암 판정을 받으신 것이다. 수술을 시도했지만 이미 암이 복강으로 전이되어 손을 쓸 수 없었다던 의사 선생님의 말씀과 함께 할아버지의 투병이 시작되었다. 가족들이 밤낮으로 할아버지의 간호에 힘을 썼지만 할아버지는 날이

갈수록 쇠약해지셨다. 그 당시 서울 아산병원에서 호스피스 가정방문 간호사 선생님들이 일주일에 두 번 방문해서 할아버지를 간호해 주셨는데, 할아버지께서 늘 간호사 선생님들의 방문을 기다리셨던 기억이 난다. 할아버지도 가족들도, 그 힘든 시기에 곁에서 함께 해 주신 간호사 선생님들께 정말 많은 위로와 도움을 받았다. 그때 결심했다. 내가 늘 꿈꾸었던 '아픈 사람들을 도와주는 일'을 하는 사람, 진짜 간호사가 되어야겠다고.

간호대학을 가기로 마음은 먹었는데, 수능까지 반 년 정도가 남았다. 그 시간이 너무 길게만 느껴졌다. 그래서 계획을 바꿨다. 수시 1학기에 소위 '재수생'도 지원할 수 있는 학교들을 찾아 면접 및 논술을 준비하기 시작했고, 그 결과 고려대학교 간호대학에 수시 1학기 전형으로, 그것도 장학생으로 합격할 수 있었다. 합격 소식을 알리던 날 할아버지께서 얼마나 좋아하셨었는지. 그렇게 나는 간호사가 되는 첫 발걸음을 내디뎠다.

고3보다 치열했던 간호대학

돌아보면 나의 간호대학 시절은 고3 때보다 더 치열하게 공부했던 기간이 아니었나 싶다. 고3 수험생 시절과 반수생 시절을 거쳤는데 또 다시 수험생이 된 기분이랄까? 특히나 2학년 때 전공 과목을 배우기 시작한 이후로는 늘 시험과 실습의 반복이었다. 가족들보다 간호대 친구들과 보내는 시간이 더 많았던 그때. 그래도 평소 자주 이야기를 나눌 기회가 없었던 과 동기들과 실습을 같이 하며 두루 친해질 수 있었던 것, 또 밤새 도서관에서 서로를 깨워주며 공부했던 것도 너무나 특별한 추억이 되었다. 공부하며 늘 꿈과 삶의 목표에 대해서 토론 아닌 토론을 나눴던 그때 그 친구들은, 아직도 내 곁에서 끊임없이 나를 응원하고 동기를 부여해주는 든든한 동료이자 롤모델이다.

나의 진로를 결정하는 데 큰 영향을 주었던 것은 대학교 3학년 때 서울 아산병원의 여름 인턴십 프로그램에 참여했던 것이다. 학생 간호사로서 원하는 부서의 간호사 선생님들을 따라다니며 실습을 하는 프로그램이었다. 간호사가 되기도 전에 꿈의 병원에서 간호사의 하루를 직접 볼 수 있다니! 나는 너무 가보고 싶었던 중환자실과 수술실에서 실습을 했다. 그 중에서도 특히 중환자실의 복잡하면서도 근엄한 그 공기가 참 좋았다. 눈앞에 힘든 싸움을 하고 있는 '내 환자'에 촉각을 곤두세우고, 작은 변화 하나까지 꼼꼼히 모니터하는 선생님들의 모습이 너무나 멋있었다. '아, 이게 진짜 간호사들이 하는 일이구나, 나중에 꼭 중환자실 간호사로 다시 돌아와야지!' 하고 결심하게 된 계기가 되기도 하였다.

꿈꾸던 서울 아산병원 간호사가 되다

졸업 즈음, 많은 동기들이 여러 개의 병원을 두고 어느 병원에 원서를 넣을지 고민하고 있을 때, 나는 한 치의 망설임도 없이 서울 아산병원 단 한 곳에 지원서를 넣고 그냥 기다렸다. 애초에 서울 아산병원 간호사가 되고 싶어서 시작한 간호학 공부, 그곳 하나면 충분할 것 같았다. 물론 지금 생각해보니 조금 무모하기도 했다. 혹시 떨어졌으면 어쩌려고? 하지만 나와, 또 우리 가족과 특별한 인연이 있는 병원이기에, 꼭 이 병원에서 일하게 될 것 같은 왠지 모를 확신이 있었던 것 같기도 하다.

다행히도 나는 졸업하던 해인 2008년에 서울 아산병원 1차 신입 간호사로 발령을 받아 그토록 원하던 중환자실에서 일할 수 있게 되었다. 졸업식도 하기 전인 2월부터 출근을 하라는 소식에 졸업 후 여행에 대한 꿈은 날아가 버렸지만, 그래도 마냥 좋았다. 그런데 생각지도 못한 곳에 발령을 받아버렸다. 간호대학 4년을 통틀어 가장 어려웠던, 유일하게 '모든 것을 놓아버렸던' 과목이 바로 신경계였는데, 그 많은 중환자실 중에 하필이면 '신경외과 중환자실'에 발령 받은 것이다. 아니 왜 하필? 과를 바꿔 달라고 말이라도 해볼까 싶은 마음도 살짝 들었지만, '그래, 다 뜻이 있겠지. 어쩌면 부족한 부분을 채우는 기회일 수도 있어' 하고 스스로를 위안하였다. 마냥 웃을 수만은 없었던 첫 시작, 나는 그렇게 학생 티를 다 벗기도 전에 신규 간호사라는 이름을 달고 전쟁터에 뛰어들었다.

중환자실을 지켜라

여름 인턴십 때 잠깐 경험한 중환자실과 신규간호사의 일터가 된 중환자실은 그 이름이 주는 무게가 너무나 달랐다. 이제는 어깨 너머로 구경만 하고 수첩에 공부할 내용을 받아 적는 학생이 아닌, 나의 환자들을 근무시간 동안 사고 없이 잘 돌보아야 하는 담당 간호사가 되었기 때문이다.

어느 병원이나 신규 간호사들이 독립적으로 환자를 담당하기 전 교육을 받는 트레이닝 기간이 있는데, 나는 약 3개월의 시간 동안 나를 담당해 줄 프리셉터 선생님을 따라다니며 교육을 받았다. 호랑이 같았던 내 프리셉터 박영 선생님은 자그만 체구와는 다르게 엄청난 에너지를 지닌, 그 당시 5년 차 중환자실 간호사였는데, 내가 '첫딸'이라고 하셨다. 중환자실 업무 자체로도 힘든데, 아무것도 모르는 얼굴을 한 신규 간호사 한 명을 옆에 늘 달고 다니며 교육을 하기란 보통 힘든 일이 아니었을 것이다. 혼나기도 많이 혼나고 가끔 눈물도 쏙 뺐지만, 잘할 땐 칭찬도 아끼지 않으셨던 선생님. 그렇게 신규로 일하던 첫 1년 동안은 같이 근무를 하는 날마다 애타게 선생님 이름을 부르며 SOS를 쳤고, 그러면 선생님은 늘 빠른 걸음으로 달려와 순식간에 상황을 정리해주곤 하셨다.

나는 사실 입사 전부터 미국에 공부를 하러 갈 계획이 있었던 터라 2-3년 정도의 경력을 쌓는 것이 목표였고, 그동안 최대한 많이 배우고 많은 경험을 하리라 각오를 하고 있었다. 하지만 내가 마주한 현실은 생각보다 훨씬 더 힘들었다. 끊임없이 밤과 낮이 바뀌는 3교대 근무와 체력적으로 고된 업무, 나보다 몇 배는 무거운 환자를 2시간마다 번쩍번쩍 들어야 했고, 근무하는 8-10시간 동안 앉을 틈이나 화장실 갈 여유도 없는 바쁜 날들이 이어졌다. 밥을 먹는 동안 내 환자를 다른 동료에게 부탁하고 가야 하는 부담감, 예상치 못하게 터지는 응급 상황 등에 끼니를 거르는 날도 많았고, 근무 내내 긴장 상태를 유지하느라 집에 도착하면 긴장이 확 풀어져 아무 것도 못하고 잠으로 쉬는 날을 보내 버리는 날이 많았다. 고된 업무와 스트레스로 간호사들, 특히 1년 미만 간호사의 사직률이 높다는 뉴스는 근무 현장에서 온몸으로 느낄 수 있는 현실이었고, 나보다도 늦게 들어온 내 동기나 후배들이 나보다 먼저 병원을 떠나는 일도 익숙해졌다. 그럼에도 환자들은 끊임없이 병원을 찾았고, 중환자실도 예외는 아니었기에, 부족한 인력은 서로 빌려주고 받으며 그렇게 병동을, 또 환자를 지켰다.

간호사가 별 거 아니라고?

사실 간호사로 일한 3년 동안 가장 힘들었던 것은 밤낮 가릴 것 없는 근무시간도, 중환자실의 고된 업무 강도도, 소위 말하는 태움도 아니었다. '간호사'를 바라보는 차갑고 냉소적인 사회의 시선, 그리고 간호사가 의료진으로 인정 및 존중받지 못하는 분위기가 가장 슬펐다. 학창시절 공부도 나쁘지 않게 했고, 나름 좋은 학교라 일컬어지는 학교에 장학생으로 들어가 졸업 후 우리나라 최고의 병원이라는 서울 아산병원에 들어갔어도, '그래봤자 간호사'라는 이름표가 따라다니는 느낌이었다.

"아니 그렇게 공부하고 왜 간호사가 됐어?"

"간호사 그거 아무나 하는데, 차라리 공부를 더해서 시험을 한번 다시 봐."

내가 간호사가 되기로 마음먹은 그 깊은 뜻을 왜 그들에게 구구절절 설명해야 하는지도, 하루 종일 환자 곁에서 그네들은 상상도 할 수 없는 일을 하면서도 '간호원'으로 불려야 하는 이유도 이해할 수 없었다. '그래, 잘 모르는 사람들이 하는 말, 마음대로 생각하게 놔두자, 내 보람은 나만 알면 되지'라고 스스로를 다독여봐도,

마음 한구석에는 사람들의 시선이 못내 의식됐는지, 나는 무슨 일을 하느냐는 질문에 항상 "간호사예요"가 아닌 "서울 아산병원 중환자실 간호사예요"라고 대답하곤 했다.

하루는 나이트 근무를 마치고 와서 아침에 잠이 들었다. 두어 시간 잤을까, 거실에서 사람들이 이야기하는 소리에 눈이 뜨였다.

"간호원 그거 몸만 힘들고 더러운 일 다하지, 그런 일 하고 돈도 별로 못 벌어. 의사 시중이나 들고."

잠이 확 깨고 눈이 번쩍 뜨였다. 손님은 내가 그 시간에 집에 있을 것이라는 것을 상상 못한 듯, 간호사가 얼마나 고되고 '별 것 아닌' 직업인지에 대해서 계속해서 이야기했다. '밖으로 나가야 하나 말아야 하나?' 그렇게 고민하며 조용히 듣고 있던 나는 방문을 열고 나가 인사를 하기로 결심했다. 네가 왜 거기서 나와? 하는 벙찐 표정으로 나를 바라보던 그 얼굴이 아직도 떠오른다. 흥미로운 사실은, 훗날 그때 그 손님에게서 연락을 받았는데, 건강이 안 좋아 큰 병원에서 진료를 보고 싶은데 내가 혹시 유명한 의료진을 추천하고 진료를 조금 더 빨리 볼 수 있도록 도와줄 수 있는지 부탁하는 내용이었다. 본인의 건강 상태와 관련해 나에게 조언을 청하는 것도 물론 빠뜨리지 않았다. 내가 건강할 땐 별 것 아닌 직업, 그러나 내가 아플 땐 제일 먼저 생각나서 도움을 구할 수 있는 직업. 슬프지만 그것이 내가 경험한 간호사라는 직업의 현실이었다.

세상 모든 간호사들은 대단해

지금 생각해보면 나는 '간호사'라는 그 직업 자체보다는, '의사 처방을 수행하는, 의사 결정을 스스로 하지 못하는' 그 수동적인 이미지가 싫었던 것 같다. 간호사의 관찰과 의사 결정이 환자를 치료하는 의사의 치료 계획과 환자의 경과에 얼마나 중요한 영향을 끼치는가? 하지만 병원에서 내가, 또 우리 간호사들이 어떤 일을 하는지는 사람들에게 중요하지 않았다. 세월이 흐르고 간호사들이 목소리 높여 인식 개선을 위해 노력해도 간호사를 바라보는 사회의 시선은 그 노력의 속도에 미치지 못하고 그 자리에 머물러 있었다. 평범한 3년차 간호사 한 명이 맞서 싸울 수 있는 문제가 아니었다. 마침 일도 조금씩 익숙해지던 그때, '그래, 목표했던 건 3년이었어. 여기에 안주하지 말고 다음 계획으로 옮기자'고 결심했다.

그렇게 입사 3년을 코앞에 둔 어느 겨울, 나는 미국으로의 유학을 준비하기 위해 길었던 고민의 종지부를 찍고 사직서를 제출했고, 그렇게 내 첫 직장이었던 병원을 떠났다. 돌아보면 내 인생 통틀어 가장 치열하고 열심히 살았던 3년. 가장 힘들었던 시간이었지만, 동시에 가장 값지고 보람찼던 시간이었다고 감히 말해본다.

그때 많은 가르침을 주셨던 김영주 수간호사 선생님은 이제 간호 팀장으로 많은 간호사들을 지도하고 계시고, 부족한 나를 간호사 구실을 할 수 있도록 옆에 끼고 사랑으로 가르쳐 주셨던 나의 평생의 롤 모델 서소영 선생님과 박영 선생님은 이제 각각 간호부, 내과계 중환자실 소속으로 여전히 병원과 환자들을 지키고 계신다. 힘들고 서러워도 좋은 사람들과 함께여서 버틸 수 있었던 나의 간호사 시절. 이 세상 모든 간호사들은 정말 대단하다.

갑자기 학교로 돌아간 이유

막상 미국에 가겠다고 병원을 그만두니 가족들은 사뭇 놀란 눈치였다. 대학생 시절 항상 "졸업하면 일하다가 미국 갈 거야"라는 말을 버릇처럼 하고 다녔는데, 그냥 20대의 호기로운, 스쳐 지나갈 꿈이라고 생각했던 것일까? 난 정말 진지했는데. 아무튼 그렇게 3년간 일하며 잔병치레 한 번 없었던 나는 병원을 그만두자마자 지독한 독감에 걸려 몇 날 며칠을 앓아 누웠다. 백수가 된 기념식을 톡톡히 치르고 난 뒤 가장 먼저 한 것은 영어학원 등록. 나의 마지막 영어 공부는 대학을 졸업하기 위해 봤던 토익 시험 공부가 전부였고, 그마저도 3년 전이었기 때문이다. 강남의 한 영어 학원에 등록해 생전 처음 들어보는 IELTS 시험을 준비하기 위해, 나는 매일 아침 병원이 아닌 강남역으로 향했다.

몇 개월 간 오직 영어 공부에 매진한 후에 필요한 영어점수를 얻은 후, 나는 본격적으로 미국 간호사 면허시험인 NCLEX-RN 공부를 시작했다. 사실 처음에는 오직 공부에만 집중할 계획이었는데, 마침 병원을 그만두었다는 소식을 전해들은 학교 선배님께서 간호대학 성인간호학 조교로 일하며 시험 준비를 해보는 것이 어떻겠냐며, 모교에 조교 자리가 있다는 소식을 전해주셨다. 간호대학 재학 시절 존경하던 이숙자 교수님을 도와 성인 간호학 수업 및 실습을 지도하는 역할은 자체로도 멋있게 보였고, 수업과 실습 준비를 돕는 과정이 NCLEX-RN 시험 준비에도 많은 도움이 될 것 같았기에, 졸업한 지 3년여 만에 다시 학교로 돌아갔다.

그렇게 나의 조교생활을 병행한 NCLEX-RN 공부가 시작되었다. 시험 강의는 역시나 한국이 최고! 낮에는 일하고 퇴근 후에는 온라인 강의를 들으며 시간을 쪼개어 시험을 준비했다. 다른 간호사 친구들에 비해 하루 일과가 일정한 편이기도 하고, 비교적 업무가 느린 방학은 공부하기에 최적의 환경이었다. 온라인 강의를 들으며 각 챕터의 중요한 부분들을 노트에 정리했다. 공부할 양이 방대하므로 늘 플래너를 곁에 두고 이미 공부한 챕터를 지워가며 매일 조금씩이라도 꾸준히 공부하려고 노력했다. 특히 시험 전 며칠은 중요한 부분들을 다시 훑어보며 마무리했는데, 공부할 때 미리 중요한 부분들을 정리해두며 만들었던 요약노트는 시험 직전, 그리고 후에 NP로 일을 처음 시작했을 때도 꽤나 유용하게 사용했다.

나는 그렇게 미국 간호사 면허를 획득했다. 일을 하며 공부를 병행하는 것이 쉬운 일은 아니었지만, 돌아보면 학교로 돌아가길 잘했다는 생각이 든다. 조교로 일하는 동안 교수님께서 해 주신 따뜻한 조언들과 충고들은, 훗날 타지에서 공부할 때 힘을 내는 큰 원동력이 되었다. 대학원을 마치고 NP가 된 지금도, 교수님께서는 배움을 멈추지 않고 더 공부하도록 늘 끊임없이 조언을 해 주신다. 졸업을 한 지 10년이 지났어도 학교가 늘 마음의 고향 같은 이유 중 하나이다.

합격을 축하합니다

영어점수도 있고 미국 간호사 면허도 손에 넣었으니 다음 단계는 대학원 응시였다. 한국 대학원도 지원해 본 적이 없는데 무려 미국 대학원을 지원하려니 어찌나 막막하던지. 어디에서 시작해야 할지도 가늠할 수가 없었다. 그 당시에도 많은 사람들이 유학을 가긴 했지만 큰 유학원들은 주로 문과대학이나 공대생들의 유학을 다루었고, 간호대학의 유학을 맡아 하는 곳은 그리 많지 않았다. 특히 간호 대학원이라는 특수성 때문에 경험 있는 유학원을 찾기가 쉽지는 않았다. 수소문 끝에 내가 지원하려는 NP 프로그램에 대해 잘 알고 있는 유학원을 발견했고, 그렇게 도움을 받으며 대학원을 지원하기 시작했다.

하지만 아무리 유학원에서 도움을 준다 하여도, 처음부터 끝까지 크고 작은 선택들은 온전히 나의 몫이었다. 가장 첫 번째 선택은 바로 전공 선택. 전공은 성인-노인 전문 NP, 고민할 이유도 없었다. 나는 아픈 아기를 보면 무엇을 어떻게 해야 할지 막막했기 때문이다. 신경외과 중환자실은 질환 특성상 성인 환자들이 절대적으로 많았고 나는 할머니, 할아버지들을 보살피는 일이 좋았다. 그렇기에 아이들을 제외한 모든 인구를 두루 보살필 수 있는 성인-노인 전공이 나에게는 적격이었다.

학교 선정은 사실 고민을 가장 많이 한 부분이다. 너무 많은 학교들이 있어서 처음에는 어디서부터 시작해야 할지 그저 막막했다. 유학원의 도움으로 내가 가고 싶은 전공 분야의 순위, 안전하고 살기 좋은 지역에 위치한 학교들을 기준으로 검색을 시작했다. 가장 중요하게 생각했던 기준은 3가지였다.

첫 번째는 안전한 대도시. 학교를 다니는 최소 2년, 혹은 취업을 하게 된다면 그 이상을 살아야 하니, 안전하고 어느 정도 규모가 있는 도시로 가고 싶었다. 그때나 지금이나 미국에서 간간이 들리는 사고들 때문에 '안전이 우선!'이라는 마음이 가장 컸던 것 같다. 두 번째는 학비. 미국 대학원의 학비는 그야말로 천차만별이었다. 나는 가족들의 도움 없이 내가 저금해 놓은 비용으로 학비를 감당하고 싶었기에 내 예산에 맞지 않는 학교들은 과감히 지워 나갔다. 마지막으로 야구! 당시 업무 스트레스를 야구 보는 것으로 풀던 나는, 공부하다가 스트레스를 분출할 야구장이 근처에 꼭 있어야 했다.

이렇게 모든 조건을 충족시키고 마지막까지 나를 고민하게 만들었던 두 학교는 동부에 위치한 Boston College와 서부에 있는 UCLA였다. UCLA에서 합격 소식을 듣고 로스엔젤레스로 날아갈 준비를 하던 중 뒤늦게 Boston College에서 합격을 축하한다는 연락을 받았다. 전공도 똑같은 성인-노인 전문 NP 과정이었지만 달라도 너무 다른 두 도시. 고심 끝에 나는 언젠가 한 번 꼭 살아보고 싶었던 매력적인 도시 보스턴에 위치한 Boston College에 가기로 결심했다. 간호대 학생이라면 한 번쯤 들어봤을 'Roy의 적응 이론'으로 유명한 Sr. Callista Roy 교수님께 수업을 듣고, 보스턴 레드 삭스가 월드시리즈 우승을 하는 순간을 함께 할 수 있었으니, 다시 생각해도 백 번 잘한 선택이었다.

  이 모든 과정과 선택은 사실 먼저 미국에 와서 온몸으로 부딪히고 경험했던 선배님과 친구들(이 책의 공동 저자들)의 조언 덕에 비교적 수월하게 이루어졌다. 나의 끝없는 고민과 걱정, 선택들을 함께 해준 그대들에게 다시 한 번 감사를!

또 다시 수험생?!

  미국에 한 번도 가본 적 없는 서울 토박이의 첫 미국 행이 유학길이라니. 그것도 대학원 과정이다. 나는 영어가 원어민처럼 유창하지도 않고, 외국에서 살아본 경험은 더더욱 없었다. 그렇게 미국에 갈 날짜가 다가오니 나보다 오히려 가족들이 더 걱정을 했다. 밥도 제대로 할 줄 모르는 헛똑똑이가 혼자 타지에 가서 공부를 하겠다 하니 걱정이 될 만도 했을 것이다. 그냥 편하게 한국에서 병원 다니면서 지내지 왜 굳이 미국에 가려 하느냐는 아빠의 말에 "아빠, 나 가서 공부하고 미국에서 일 조금만 해보고 다시 돌아올게"라고 대답을 했다. 그 후로 7년이 지난 지금, 나는 아직도 서울 집에 돌아가지 못하고 있지만.

  미국이 처음이었던 나는, 도착하자마자 바로 대학원에서 공부를 시작할 용기가 나지 않았다. 고민 끝에 단기라도 미국 생활에 적응하는 기간을 가져야겠다 결심했고, 맨해튼에 있는 한 어학원에 약 6주간의 어학 프로그램을 등록했다. 유학을 준비하는 과정에 많은 조언을 주시던 학교 선배님의 뉴욕 집에 묵으며, 그렇게 나의 첫 뉴욕 생활이 시작되었다. 뉴욕, 맨해튼이라니! 엠파이어 스테이트 빌딩부터 센트럴 파크, TV에서나 보던 뉴욕 맛집들과 브로드웨이 쇼, 그리고 타임즈 스퀘어까지 나의 첫 일주일은 시차적응을 할 틈도 없이 바쁘게 지나갔다.

하지만 일주일이 지나고 보니 걱정이 되기 시작했다. 나는 왜 6주면 충분할 것이라고 생각했던 거지? 미국에 도착해보니, 한국에서 가끔 외국인들과 교류하거나 외국인 환자를 보던 것과는 달라도 너무나 달랐다. 언어도, 문화도, 사고방식도 모든 것이 낯설었고 점점 무서워지기 시작했다. 심지어 지나가는 사람이 던지는 짧은 인사도, 상점에서 친절하게 다가와 안부를 묻는 점원의 이야기도 놓치고 못 듣는 일이 허다했다. '이래서 어디 학교 수업은 제대로 들을 수 있을까?' 점점 자신이 없어졌다.

누가 그랬던가, 슬픈 예감은 틀리는 적이 없다고. 그렇게 연수를 마치고 학교에 들어와보니 첫 학기는 간호 이론과 윤리 등 철학적인 내용을 다루는 수업들이 주를 이루었다. 한국말로 들어도 이해가 안 갈 것 같은 이 내용들을 영어로 듣고 있으니 정말 잠깐 딴 생각을 하면 그 흐름을 놓치기 일쑤였다. 가끔은 책상 앞에 앉아서 '이것이 다 무슨 이야기인가, 나는 왜 여기 있는가' 하는 생각들을 했다. 매주 수업 전 미리 숙지해야 할 책이나 연구 자료 등을 읽느라 많은 시간들을 보냈고, 에세이를 써내야 하는 과제들이 많아서 학기 중에는 늘 정신없이 바빴다. 남들보다 느린 눈, 귀, 그리고 입을 가진 유학생으로 보낸 대학원 시절. 마음의 여유도, 시간도 없었던 터라 수업 외의 대학원 학과 활동에는 거의 참여하지 못했던 것이 못내 아쉽지만, 함께 시험을 준비하며 힘든 시기에 서로 응원해준 친구들이 있어 대학원 생활을 잘 버틸 수 있었다.

간호사와 학생 NP, 그 사이 어디쯤

나는 풀타임 학생으로 2년 과정의 NP 프로그램에 입학했다. 첫 1년 동안은 기본 이론 및 신체 사정, 건강 검진에 관한 과목들을 공부하고, 2년 차는 전공 과정과 실습 과정으로 이루어진다.

우리 학교는 학생들이 나갈 실습 기관을 학교에서 직접 선정해 주었는데, 나는 감사한 기회로 하버드 의과대학과 연계되어 있는 교육 병원 및 기관에서 실습을 할 수 있었다. 한국에서의 신경외과 중환자실 경험과 연결시킬 수 있는 Beth Israel Deaconess Medical Center의 뇌종양 센터에서 1년간 실습을 하였는데, 뇌종양과 관련된 다양한 분야의 전문가들이 환자를 위해 함께 고민하고 의견을 나누는 주간 케이스 스터디 컨퍼런스(Case study conference)가 특히 인상 깊었다. 나의 실습을 담당하는 뇌종양 전문 NP를 따라다니며 뇌신경 기능을 사정하는 방법, MRI를 판독하고 환자의 치료 계획을 수립하는 방법 등을 심도 있게 배울 수 있었다. 또 다른 실습 기관이었던 North End Rehabilitation & Healthcare Center는, 다양한 환자들이 급성 및 만성 질환에서 회복하고 재활할 수 있도록 돕는 곳이었다. 나를 지도하는 NP가 환자들의 신체 사정, 건강 검진, 각종 진단 검사 및 약물 처방, 치료 계획을 수립하는 과정을 함께하며, 내 전공인 성인, 노인 인구에 특화된 접근법을 배울 수 있는 좋은 기회였다. 특히 간호사가 아닌 NP로서 환자를 바라보는 방법을 연습하는 데 큰 도움이 되었다.

아쉽게도 두 병원 모두 큰 교육 병원이었기에 졸업 후 나의 취업과 연결되지는 못했다. 큰 기관들은 보통 영주권이나 시민권이 없는 사람들에게 일자리를 제공하지 않을뿐더러, 경험이 없는 새내기에게는 그 취업의 문턱이 매우 높기 때문이다. 하지만 미국 최고의 의료진들을 자랑하는 병원에서 실습을 할 수 있는 기회가 주어진 것만으로도 참 감사한 일이다.

가자, 캘리포니아로!

끝나지 않을 것 같았던 2년 간의 공부를 마치고 졸업이 다가왔다. 사실 졸업 시험인 구두 프레젠테이션을 앞뒀을 당시만 해도 이 시험을 무사히 통과할 수 있을까 걱정이 되었다. 하필 나의 1:1 졸업 시험을 진행할 교수님은 내가 너무나 존경하는 Roy 적응 이론의 그 Roy 교수님이셨기 때문에 더욱 더 잘하고 싶은 욕심도 생겼다. 그렇게 몇 주 동안 열심히 준비한 나의 졸업시험 결과는 패스! 그렇게 마지막 관문을 통과하고 졸업을 코앞에 두었다. 하지만 솔직히 말하면, 그 시점에서도 나는 내가 미국에 남아 NP로 일을 할 수 있을 것 같지 않았다. 나의 실습은 취업과 이어지지 않았고, 또 유학생 신분이기에 영주권을 받는 여정도 쉬울 것 같지 않았기 때문이다. 영어가 완벽하지도 않은 '초짜' 외국인 NP를 고용해 줄 고용주가 있을 것 같지도 않았다.

'그래! 공부 열심히 했는데 한 번 도전이라도 해보자. 안되면 그냥 좋은 경험 한 셈 치고 한국에 돌아가지 뭐'.

이 나라는 정말 너무나 크고 넓어서 각 주마다 간호사와 NP에 대한 요구조건이 모두 다르다. 나는 친구들이 살고 있는 캘리포니아로 이사를 가기로 일찌감치 결정을 했기 때문에, 내가 살던 매사추세츠 주가 아닌 캘리포니아 주에서 요구하는 조건에 맞춰 서류를 준비하기 시작했다. 졸업 후 처음 두 달은 NP 자격증 시험에 몰두하였다(이 끝나지 않는 시험, 시험, 시험!). 학교 친구들과 도서관을 드나들며 공부를 하기를 두 달, 떨어지면 다시 도전한다는 마음으로 시험에 응시했는데 덜컥 붙어버렸다. 그리고 그렇게 보스턴을 떠났다.

앞에서 언급했듯이, 나는 미국에 먼저 와서 정착하고 NP 공부를 하고 있던 동기들의 도움을 참 많이 받았는데, 그 덕에 나의 첫 취업도 순조로웠다. 이 책의 공동 저자인 동기가 일하고 있던 커뮤니티 클리닉(우리나라로 치면 동네 가정의학과 정도)에서 트레이닝을 받을 수 있는 기회가 생겼기 때문이다. 약 2주의 트레이닝 후 클리닉의 고용주가 함께 일하자는 고용 제의를 해주었고, 그렇게 주치의 NP로 일할 수 있는 기회가 생겼다.

꿈에 그리던 NP가 되다

내가 드디어 NP로 일을 하게 되다니! 동기 덕에 비교적 수월했던 나의 첫 직장은 로스엔젤레스 다운타운에서 약 11km 정도 남쪽에 위치한 커뮤니티 클리닉이었다. 정부의 보조를 받아서 경제 취약 계층에게 1차 의료를 제공하는 주치의 NP로서 일하게 된 것이다. 한국의 가정의학과 같은 곳이라고 하면 이해가 빠를까?

주 업무는 전 연령을 상대로 하는 신체 검진(우리나라의 건강 검진 정도에 해당되겠다), 급성 및 만성 질환 관리, 가족 계획 및 여성 질환 검진 등 환자들에게 필요한 1차 의료서비스를 제공하는 것이다. 검사 및 약물 처방, 예방접종 처방, 검사 결과 판독 및 전문의에게 협진 의뢰 요청을 하는 것이 주 업무이며, 그 밖에 환자들이 요구하는 서류작성(장애인 주차 카드, 학교/직장에 제출하는 의료 소견서, 정부의 보조를 지원하는 서류 등)도 주치의 NP의 역할이었다. 세 명의 NP가 3개의 클리닉을 각각 담당하는 구조로 되어있었기에 주중에는 한 클리닉을 도맡아 운영하고, 토요일마다 다른 클리닉에 가서 업무를 도우며 주 6일 근무를 시작했다. 그때는 많이 일하며 빠르게 내 경험을 쌓고 싶었던 터라 자진해서

주 6일 근무를 했다. 외래 환경에서 환자들을 보는 일은 처음이었기에 미숙한 부분도 많았지만, 같이 일하는 동기와 의사의 전폭적인 도움과 지지로 조금씩 적응해 나갈 수 있었다. 특히 일을 마치고 집에 와서, 또 주말과 같은 쉬는 날에는 늘 학교에서 배운 내용들을 보고 또 보며 그렇게 새내기 NP로 조금씩 성장할 수 있었다.

간호사인 듯 간호사가 아닌 듯

사실 나의 간호사 경력은 중환자실에 국한되어 있어서 1차 의료, 혹은 내과 쪽에는 별 다른 경험이 없었다. 그래서 1차 의료에 중심을 둔 대학원 NP 과정에 들어가서 공부하는 동안, 또 졸업하고 갓 NP가 되어서 맞닥뜨렸던 가장 첫 난관은 '중환자실 간호사'로서의 모자를 벗고 '1차 의료를 제공하는 의료인'으로서의 모자를 쓰는 일이었다. 생사를 넘나드는 중증 질환, 의식이 불투명한 중환자들을 돌보며 수액을 들이붓거나, 혈압상승제를 달거나, 기도 삽관 후 인공호흡기를 연결하고 응급 투석 및 응급 수술을 준비하는 등의 경우들은 사실 중환자실이나 응급실에서나 흔하지, 내가 클리닉에서 만나게 될 환자들을 돌볼 때에는 전혀 다른 기술과 지식이 필요하기 때문이다. 특히 의사의 처방을 받아 간호를 제공하던 간호사의 역할에서, 내 환자의 건강을 총체적으로 관리해야 하는 NP로의 역할 이행이 쉽지 않았다. 환자들이 나의 의사 결정에 따른 치료 계획을 따르게 된다는 부담감이 컸기 때문이다. NP로 일하기 시작한 후 첫 몇 달은 내가 한 처방이나 검사가 타당했는가 확인에 확인을 반복했고, 심지어 집에 와 잠을 자려고 누워서도 그날의 진료 내용에 대해 생각했다.

　그러면 NP는 간호사가 아닌가 하면 그렇지도 않다. 개인적인 의견으로, NP와 의사의 가장 큰 차이점 중 하나는 환자에 접근하는 방식이라고 생각하는데, 의사들이 질환과 질병 중심으로 접근한다면, NP는 간호의 배경을 가진 의료인으로서, 그 질환을 가진 '사람'을 중심으로 접근하도록 훈련을 받기 때문이다. 간호학을 배울 때 늘 강조됐던 전인전인 관점과 접근. NP의 핵심 철학과 일맥상통하는 이 접근법이야말로 NP가 간호사임을 증명하는 것이 아닐까 싶다.

영주권이 뭐길래

커뮤니티 클리닉에서 일을 한 지 약 6개월정도 되었을까? 고용주가 약속했던 취업비자를 받기 위해 준비를 마친 나는 변호사와 함께 서류 접수를 기다리고 있었다. 취업비자를 신청하려는 사람은, 비영리 기관이 아닌 대부분의 경우 1년에 딱 한 번, 짧게 열리는 서류 접수 기간을 놓쳐서는 안되기 때문이다. 접수 시작 1주일 전, 변호사로부터 이메일이 왔다. "고용주가 연락을 자꾸 피해요."

며칠을 피해 다니다 결국 클리닉에 방문한 고용주에게 변호사가 연락을 기다리고 있다고 했더니 그제서야 하는 이야기는 '계약서에 사인을 하지 않으면 취업비자/영주권을 지원해줄 수 없다'는 것이 아닌가. 그 계약서는 아무 복지혜택 없이 이 클리닉에서 앞으로 3년 동안 NP로 계속 일을 해야 한다는 내용이었다. 당시 나는 향후 몇 년 안에 샌프란시스코 쪽으로 이사를 갈 계획이 있었고, 비교적 위험한 지역에 위치한 그 클리닉에서 아무런 복지나 보험 없이 3년 간 NP로 일을 할 수는 없었다. 또한 취업비자/영주권을 빌미로 NP로서는 거의 최저 시급에 가까운 월급을 주겠다고 으름장을 놓는 고용주와 함께 일하고 싶은 마음도 없었다. 내가 순순히 사인을 하고 받아들일 것을 기대했을 고용주에게는 미안하지만, 나는 그렇게 일할 수는 없다며 그 클리닉을 떠났다. 서류 접수가 1주일밖에 남지 않은 급한 상황, 감사하게도 몇 군데의 병원에서 영주권을 지원해줄 테니 함께 일하자는 제의를 받았지만, 대부분 3년에서 5년 이상의 계약 조건을 원했다.

이곳에 남아 NP로 영주권을 받고 계속 일하며 5년 이상을 남자친구(지금의 남편)와 멀리 떨어져 지낼 것인가, 이참에 남자친구가 살고 있는 샌프란시스코 쪽으로 건너가 모든 것을 새로 시작할 것인가? 이미 로스엔젤레스 근처에 터를 잡고 적응하고 있었고, 든든한 친구들도 있었으며, 무엇보다 한인들이 많이 살고 있어서 나의 NP로서의 가치가 더해질 수 있는 곳이라 생각했기에, 로스엔젤레스를 떠나는 것은 큰 용기가 필요했다. 컴포트존(Comfort Zone)을 벗어나 친구도 가족도 없는 곳에서 모든 것을 처음부터 시작하고, 새로이 NP 구직활동을 하는 것에 대한 걱정도 이만저만이 아니었다. 하지만 선택을 피할 수는 없었다. 어차피 몇 년 안에 이사를 가야 한다면 일찍 가서 그곳에 빨리 적응하는 것도 나쁘지 않을 것 같았다. 나를 만나기 위해 늘 샌프란시스코에서 6시간이 넘는 시간을 운전해서 내려와야 했던 남편의 성공적인(?) 구애로, 그렇게 나는 또 한 번 새로운 곳을 향해 떠나게 되었다. 그리고 시민권자인 남편과의 결혼을 통해 영주권을 받은 뒤, 새로운 직장을 구하게 되었다.

나는 결혼을 통해 '쉽게' 영주권을 받은 경우이지만, 이 경험의 요점은 NP에게 취업 비자와 영주권을 제의하며 함께 일하자고 손을 뻗어오는 클리닉들이 아주 많다는 것이다. 혹시 과거의 나처럼 NP 과정을 마쳐도 NP가 되지 못하면 어떡하지? 하고 고민하고 계신 분들이 계시다면 마음 편히 공부에 집중하시길. 또한 영주권이 필요하다고 자신의 가치를 너무 낮추지 말라고도 당부하고 싶다.

또 다시, 새로운 시작

샌프란시스코 근처 동네로 이사를 와서 영주권을 기다리는 동안 이곳저곳 이력서를 넣기 시작했다. 아는 이 하나 없는 이곳에서 내가 믿을 곳은 그저 구직 사이트뿐이었다. NP를 뽑는다는 여러 곳에 이력서를 넣었는데 정말 단 한 군데서도 연락이 오질 않았다. 첫 한 달은 새로운 동네에 적응도 하고 여행도 다니며 나름 즐겁게 시간을 보냈는데, 두 달째가 되니 점차 마음이 조급해졌다. 이렇게 나의 NP로서의 경력은 6개월로 끝나는 것인가? 풀타임으로 지원을 한 여러 병원들 중 한 군데라도 연락이 오기를 기다리며, 남는 시간에는 로컴(Locum Tenens, 일종의 계약직)으로 단기성 한 달짜리 NP 아르바이트를 했다.

그렇게 이사 온 지 세 달쯤 되니 지치기 시작했다. 아는 인맥도 하나 없는 곳에서 나 혼자의 힘으로, NP 면허와 자격증만으로는 취업을 할 수 없을 것이라는 생각에 점점 자신이 없어졌다. 그 무렵, 갑자기 여러 군데의 병원에서 한꺼번에 연락이 오기 시작했다. 지난 세 달 동안 원서를 넣었던 거의 모든 곳에서 동시에 인터뷰를 하자는 연락이 온 것이다. 그때였던 것 같다, 캘리포니아에서 살려면 느긋하게 기다리는 법을 배워야겠다고 생각했던 것이.

그렇게 연락 온 곳들 중에서 가장 마음에 드는 세 곳에서 인터뷰를 보고, 정말 감사하게도 모든 곳에서 고용 제의를 받게 되었다. 그 중에서 가장 멀었던 곳은 고사하고, 나머지 두 군데에서 파트타임으로 일하며 어떤 분야가 나에게 더 맞는지 알아가기로 했다. 한 곳은 통증 클리닉, 다른 한 곳은 미국의 가장 큰 보험회사 중 하나였는데, 약 세 달 동안 두 군데에서 파트타임으로 근무를 하다가, 보험회사에서 풀타임으로 근무를 하기로 결정했다. 미국 동쪽 끝에서 서쪽 끝으로, 또 캘리포니아 남쪽 끝에서 북쪽 끝으로 이사를 와도 이렇게 많은 기회가 있었던 것은 어쩌면 NP이기에 가능했던 것 같다(아니면 캘리포니아였기 때문이었을 수도!). 그렇게 나는 새로운 곳에서 본격적으로 NP로서 자리를 잡게 되었다.

성인-노인 전문 NP로서의 첫 걸음

내가 나의 전공을 살린 성인-노인 전문 NP로 발돋움할 수 있었던 것은 나의 두 번째 직장에서였다. 아니 보험회사에서 무슨 일을 했느냐고?

미국은 모든 국민에게 정부적 차원의 의료혜택을 제공하지 않는다. 하지만 65세 이상의 노인 인구나 특별히 선정된 질환을 가지고 있는 인구를 위해서는 다양한 의료 혜택을 제공하는데, 이를 메디케어(Medicare)라고 한다. 나는 미국의 가장 큰 보험 회사의 의료팀 소속 NP로서, 보험 수혜자인 성인들, 그 중에서도 만성질환을 가진 사람들을 선별하여 주기적으로 관리하고, 최적화된 건강 상태를 유지할 수 있도록 돕는 일을 했다. NP로서의 나의 역할은 환자들의 만성질환(고혈압, 당뇨, 만성 신부전, 만성 심부전, 상처 및 창상)을 추적, 관리하고, 다양한 팀원들(의사, 사회복지사, 정신건강 NP, 영양사, 간호보조사, 물리 치료사)과 긴밀하게 협력하여 환자 중심의 의료서비스를 제공하는 것이었다.

일을 하다 보니 성인-노인 인구의 당뇨 유병률이 높고, 그 중에서도 당뇨발이나 당뇨 창상으로 고통받는 경우가 많은 것을 경험했다. 이 경험은 더 효율적이고 체계화된 창상 관리를 제공하기 위해 창상 전문 과정(Wound Care Certification)을 이수하는 직접적인 계기가 되기도 했다.

첫 직장인 커뮤니티 클리닉에서 주치의 NP로서 다양한 환자들을 두루 돌보는 역할을 했다면, 이 두 번째 직장에서는 성인-노인 인구, 특히 만성질환을 가진 사람들에게 보다 전문적인 의료서비스를 제공하는 역할을 하였다. 이곳에서 일하며 끈끈하게 이어진 동료들과는 아직도 서로를 챙기고 격려하는 각별한 사이로 지내고 있어 여러 가지로 참 좋은 경험을 할 수 있었던 곳이었다.

병원이 아닌 환자의 집으로

두 번째 직장에서 2년이 넘는 시간 동안 만성질환에 초점을 둔 역할을 하던 중, 좋은 기회로 현재의 직장으로 옮기게 되었다. 예전에 했던 일이 클리닉에서 만성질환자들을 주기적으로 관리하는 일이었다면, 지금은 만성질환자들 중에서도 가장 '고위험군(High Risk)' 환자들을 선정해서, 집으로 직접 찾아가는 NP로 일하고 있다. 첫 번째 직장에서 모든 연령을 다루고, 두 번째 회사에서는 만성질환자에 초점을 두고 추적 관리했다면, 지금 하는 일은 여러 데이터를 통해 선정된 가장 아픈, 가장 말기의 만성질환 환자들을 집중 관리하는 셈이다. 쉽게 이야기하자면, 이 고위험군 환자들은 더 잦은 의료진의 중재가 필요하기에, 의료진이 직접 환자들이 거주하는 환경으로 의료서비스를 '배달'하는 것이다. 메디케어 수혜자들이 질병에 취약한 고령자들이라는 점, 그리고 많은 사람들이 의료서비스로의 접근성이 떨어져 필요한 서비스를 받지 못하고, 결국 예방 가능한 응급실 이용률이나 입원율이 높아진다는 점에 착안하여 만들어진 이 모델은, 이미 가지고 있는 기저질환을 '최적의 컨디션'으로 유지시키는 것에 초점을 두고 있다. 회사 내통계에 의하면 고위험군 환자들을 위한 가정방문을 시작하기 전과 후를 비교하였을 때, 환자들의 불필요한 응급실 이용률 및 입원율이 현저하게 감소하였음을 확인할 수 있었다. 이는 내가 하고 있는 일이 내 환자들의 건강과 삶의 질, 나아가 미국 의료 체계에 긍정적인 영향을 끼치고 있다는 증거이기에 굉장히 값진 결과라고 할 수 있다.

지금 하는 일의 매력 중 하나는 '내 환자'의 거주지를 직접 방문한다는 특성상, 환자 및 가족들과 정서적으로 굉장히 가까워져 두터운 신뢰관계를 쌓을 수 있다는 것이다. 집 뒤뜰에서 정성스레 키운 유기농 야채와 과일들을 가방 하나 가득 담아 주는 환자들이 있는가 하면, 나를 딸이라 부르는 환자들도 있고, 가족도 친구도 없어 오로지 내가 오는 날만을 손꼽아 기다리는 환자들이 있는가 하면, 내가 아닌 다른 의료진의 방문을 일체 거부하는 환자들도 있다. 한 예로, 집이 없어 자동차에서 생활하며 내 몸집만 한 강아지를 두 마리나 키우는 한 환자는 다소 더럽고 위험해 보이는 주거환경 때문에, 많은 도움이 필요함에도 불구하고 여러 가정방문 간호사 단체에서 '방문 거절'을 당하기 일쑤였다. 이렇게 쌓인 의료진들에 대한 불신과 냉소적인 태도는 방문을 시도하는 다음 의료진을 불편하게 만드니 그야말로 악순환이었던 셈이다. 모두가 거절하는 환자를 처음 만나러 가는 내 발걸음도 가볍지만은 않았던 것이 사실. 하지만 그 환자는 현재 나를 그 누구보다 의지하는, 그리고 내가 매주 잊지 않고 찾아가는 환자 중 한 명이 되었다. 지나가는 모든 사람들을 향해 무섭게 짖어대는 두 강아지들도 이제는 나만 보면 꼬리를 흔들며 달려오니, 새삼 나에게 달려들던 첫날의 그 모습이 떠올라 웃음이 나기도 한다. 클리닉에 앉아서 일할 때에는 절대로 알 수 없었던 사람들의 다양한 삶의 모습, 살아가는 방식, 그리고 생활 공간. 힘들기도 하지만 지금 아니면 해볼 수 없는 정말 소중한 경험임에 틀림없다.

더 많은 NP들이 나오길 바라는 마음으로

짧지는 않지만 결코 길지도 않은 NP로 일한 지난 5년. NP라는 직업은 알면 알수록 참 매력적이다. 단순히 환자들과 동료 의료진들에게 더 많은 존중을 받아서, 혹은 한국에서는 꿈도 꾸지 못하던 연봉을 받아서가 아니다. NP라는 직업은 내가 늘 목말랐던 간호사, 의료인으로서의 '성취 욕구'를 끊임없이 자극시키고 또 그 기회를 열어주기 때문이다.

학창시절, 아마 대부분의 학생들이 그랬겠지만, 졸업을 하고 직장을 가지면 나의 이 진로고민은 끝이 날 것이라고 믿었다. 번듯한, 남들 보기에 멋진 '평생직장'에서 30년, 40년, 정년퇴직까지 오래오래 일하는 것, 그것이 어른으로서 사는 삶의 정답인 줄 알았으니까. 어른이 되어보니 그 평생직장이라는 단어가 주는 무게감이 얼마나 큰지, 어른들도 얼마나 많은 진로 고민을 하는지, 또 현실 안주와 도전할 용기 그 사이에서 얼마나 길고 질긴 줄다리기를 하는지 알게 되었다. 하지만 NP라는 직업이 여기서 그 빛을 발한다.

NP는 환자들이 있는 모든 곳에 존재하는 만큼, 그 역할과 전공 분야가 무궁무진하다. 내가 막 졸업해서 선택했던(그 당시 내 길이라고 굳게 믿었던) 그 일이 내가 원하는 분야가 아니라면, 혹은 이제 일이 익숙해져서 또 다른 것을 배우고 경험해보고 싶다면, 언제든 그 도전이 가능하다. NP이기 때문이다. 가능하기만 한 것이 아니다. 내가 일하는 병원에서, 고용주가, 동료들이 끊임없이 자기개발을 격려하고 응원한다.

내가 처음 당뇨병 치료 프로그램에 흥미를 느껴 당뇨 관리법 공부에 집중할 수 있었던 것도, 자연스럽게 당뇨발 합병증에 관심을 갖게 된 것도, 또 그로 인해 창상 전문 자격을 획득하게 된 것도, 모두 NP의 배움에 대한 욕구를 적극 지원하는 환경적인 여건 덕분이었다. 최근에는 고위험군 만성질환 환자들을 담당하다 보니, 비교적 흔한(하지만 치명적인) 합병증인 뇌졸중에 대해 교육할 일이 많다. 비록 나의 전공분야가 신경외과 중환자 간호이긴 했지만, 병원을 떠난 지도 거의 10년이 다 되었기 때문에 최신 동향에 대한 공부가 필요했다. 그리하여 획득한 응급 신경학적 소생술(Emergency Neurological Life Support, ENLS) 자격증. 내 환자들에게 보다 효율적인 예방 및 교육, 나아가 최적의 진료를 제공하기 위해 아직도 끊임없이 새로운 것들을 배우고 도전하는 중이다. 그러니 누가 알까, 나의 다음 목표는 또 어떤 분야가 될지.

이처럼 임상에 남아 NP로서 계속 성장해 나갈 수도 있지만, 한국에 돌아가 NP 제도가 활성화될 수 있도록 일조하는 역할을 할 수도 있다. 실제로 NP를 꿈꾸는 후배들 중, 훗날 우리나라에 돌아와 한국 현실에 맞는 전문간호사 제도를 구축하는 데 도움이 되고 싶다고 말하는 이들이 있다. NP라는 역할을 단순히 한 개인의 목표가 아닌 사회적 책임감으로 확장해서 받아들이고 준비하는 모습에 큰 감동을 받았던 기억이 난다.

알다시피 우리나라에서도 현재 전문간호사 제도의 활성화 방안 및 업무 범위 규정에 대한 논의가 활발하게 진행되고 있다. 다양한 요인들을 고려한 다각적인 접근이 필요한 사안이기에 시간이 걸리는 것이 당연하다. 하지만 성장통을 극복하고 제도가 안정화되는 그때, NP로서의 교육을 받고 실무 경험이 있는 많은 이들이 그들의 경험을 나눌 수 있다면? 한국보다 일찍 NP가 활성화된 미국에서의 교육과 임상 경험을 한국 전문간호사들과 공유할 수 있다면, 한국의 전문간호사 제도가 조금 더 빨리 안정적으로 자리잡는데 도움이 될 수 있지 않을까 조심스레 희망해본다.

이처럼 다양한 분야에서 환자들의 건강과 삶에 큰 영향을 끼칠 수 있는 역할을 할 수 있다는 것. 환자와 가족들에게 진심 어린 감사와 존중을 받고, 나 스스로도 현실에 안주하지 않고 끊임없이 발전하고 노력할 수 있다는 것. 그리고 나아가, 끊임없이 진화하는 의료정책에 맞추어 다음 세대의 간호사들을 이끄는 역할을 할 수 있는 것. 이것이 바로 NP가 더 많이 알려지기를 바라는 이유이다.

나는 스스로가 나의 역할과 소명에 대한 자부심을 가질 때에야 비로소 불특정 타인의 시선에서 더 자유로워질 수 있다는 것을 남들보다 조금 늦게 깨우쳤다. 하지만 한국의 똑똑한 많은 간호사들은 그런 시선에서 벗어나 자신이 원하는 것에 더 집중했으면 좋겠다. 간호사로서 목소리를 더 크게 내고, 더 큰 꿈을 품고, 나아가 자신의 역량을 최대한 발휘하는 역할에 적극적으로 도전했으면 좋겠다. 또 이렇게 간호사들이 성장할 때, 사회와 제도가 이런 변화를 뒷받침하는 든든한 울타리가 되어줄 수 있도록 조금씩 변화되기를 기대한다.

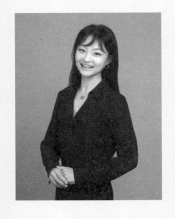

정재이

"
간호사를 꿈꿨던
적은 없었다
"

어릴 적 나의 꿈은 자주 바뀌고는 했다. 호기심도, 하고 싶은 일도 참 많았다. 어쩌다가 들어간 고려대학교 간호대학. 졸업 후 서울 아산병원 내과계 중환자실에서 정확히 1년을 근무했다. 처음부터 미국에 갈 계획은 없었다. 병원생활에 지쳐갈 때쯤, 동기가 장난처럼 "같이 미국에 갈래?"라고 물어본 지 4개월 만인 2009년 4월에 미국 땅을 밟았다. 미국에 오니 그제야 간호사로서의 다양한 길이 보이기 시작했다. 2010년 9월, University of California, Los Angeles(UCLA)의 Family Nurse Practitioner(FNP, 가정 전문간호사) 석사과정에 입학했다. 다양한 분야에 관심이 있던 나에게 날개를 달아준 NP라는 직업. 가정의학과와 부인과를 거쳐, 현재는 로스엔젤레스에 위치한 한 대학병원 심장내과에서 7년 차 NP로 근무하고 있다.

내 꿈은 아나운서?

솔직히 말하면 나는 간호사가 되고 싶다는 생각을 한 적이 한 번도 없는 것 같다. 나의 어릴 적 꿈은 계속 바뀌었다. 하고 싶은 것이 너무 많았다. 피아노를 배우면 피아니스트가 되고 싶고, 무용을 배우면 발레리나가 되고 싶었다. 그런데 누가 봐도 소질이 없었다. 하고 싶은 것이 많다는 것은 반대로 내가 나의 소질과 적성을 잘 몰라서 그랬던 것이 아닐까? 중고등학교를 거치며 나는 내가 역사와 한문을 극도로 싫어하고 암기에 취약하다는 것을 알게 되었다. 하지만 수학과 영어만큼은 왠지 모르게 재미있었고 잘하고 싶은 욕심이 있었다.

새 학년을 올라갈 때마다 '희망직업'을 조사했던 기억이 난다. 특이했던 것은 나의 '희망직업'을 쓰는 칸과 '부모님의 희망직업'을 쓰는 칸이 따로 있었던 것이다. 나는 희망직업을 늘 '아나운서'라고 적었고, 우리 부모님은 늘 '성직자'라고 적으셨다. 하지만 중학교 때 했던 나의 적성검사 결과로 인해 나와 부모님의 희망직업은 바뀌게 되었다. 성직자와 방송인은 최하의 적성으로 나왔기 때문이었다. 최상의 적성으로는 의료인 또는 과학자. 그래 나는 이과 브레인이었어! 그때부터 부모님은 성직자를 포기하셨지만, 안정적인 교대나 의대 진학을 내심 기대하셨던 것 같다. '아나운서는 전공에 관계없이 지원할 수 있어'라는 엄마의 그럴싸한 말에 넘어간 나는, 앞으로 먹고 살 걱정 없을 안정적인 전공으로 눈을 돌렸다.

누구나 알겠지만 우리나라에서 의과대학에 들어가는 것은 어려운 일이다. 공부를 정말 정말 잘해야 한다. 나는 서울권을 포기하고 지방 의과대학의 전형에 맞추어 공부를 시작했다. 내가 수험생이었던 그때는 하나만 특출나게 잘하면 되는 시기였다. 나는 사회와 언어영역 공부를 줄이고 내가 좋아하는 수학과 영어영역에 집중해도 된다는 사실이 너무 좋았다. 특히 나는 아빠의 유학 덕분에 초등학교 시절을 미국에서 보냈기에 초등학교 수준의 영어는 완벽하게 구사할 수 있었다. 다시 한 번 말하지만 '초등학교 수준'에서 나의 영어 실력이 멈췄기에, 한국에 돌아온 후에도 영어를 잊지 않기 위해서 미국 드라마와 소설책을 쭉 봤다. 이를 살려 영어 특기자 전형에 지원을 할 계획도 염두에 두고, 고1 때부터 토익과 토플점수를 만들어 두었다.

고3 담임선생님들은 아무래도 자신의 반에서 SKY 대학 합격자를 많이 배출해내고 싶은 욕심이 있지 않나 싶다. 그래서일까, 그 당시 나의 담임 선생님은 "재이야, 서울대에 영어 수학 특기자 전형이 있는데 지원해보는 게 어때? 아마 간호학과로 지원하면 유리할 것 같다"고 제안을 하셨다. 서울대? 내가? 그 당시에는 나에게 전공보다는 대학 간판이 더 중요하게 다가왔었다. 결론은? 서울대 간호학과는 가지 못했다. 영어 수학 특기자여도 전 영역 수능 등급이 특정 등급 이상은 됐어야 하는데, 나의 사회영역 점수는 커트라인 미달이었다(찍어도 이것보다는 잘 나오겠다는 수준이었다). 그때부터 수학 영어 특기자 전형은 모두 지원했다. 이미 지방으로 대학을 갈 마음이 사라졌고, 목표가 'In Seoul!'로 바뀌어 버렸다. 고려대 간호학과도 이 중 하나. 그 외에 서울권 대학의 정보디스플레이학과, 건축학과, 호텔경영학과에 지원했다. 누가 봐도 일관성이 없는 나의 대학지원서. 그래도 의료인이 되고 싶은 마음이 가슴 한구석에 있었는지, 결국에는 운 좋게도 고려대학교 간호학과에 합격할 수 있었다.

진짜 여자밖에 없네

예상은 했지만 정말 여자밖에 없었던 다소 충격적인 신입생 환영회가 생각난다. 고등학교 때 질리도록 공부를 했기에 대학교 1학년 때는 공부할 생각이 하나도 없었다. '학사경고만 받지 말자'라는 마음가짐이었다. 동아리라는 동아리는 다 참석하였다. 여행 동아리, 영어 동아리, 영화 동아리, 심지어 천주교였지만 친구 따라 기독교 동아리에도 몇 번 나갔다. 특히 나에게 빼놓을 수 없는 소중한 경험이 있다면 대학교 홍보대사로 활동했던 것인데, 간호학과 동기들이 '너는 간호학과가 아니라 홍보학과야'라고 놀릴 만큼 내 우선순위는 고려대학교 홍보대사 '여울'이었다. 간호대학 건물보다 홍보실에 머무르던 시간이 훨씬 많았다. 그 당시 우리 동아리의 주된 활동 중 하나는 전국 고등학교 학생들에게 캠퍼스 투어를 시켜주는 것이었는데, 학생들의 관심 학과별로 나누어 투어를 진행했다. 하지만 간호학과에 관심있는 학생들의 수는 늘 타 과에 비해 확연히 적었기에 실망했던 적이 많았다. 인기투표에서 진 느낌이랄까? 그래서 다짐했다. '내가 꼭 간호사로 멋지게 살아서 간호학과에 대한 관심을 높이리라!'

전공과목 공부와 임상실습을 시작하던 2-3학년, 그때에야 비로소 '간호가 내 적성에 맞나?'라는 고민을 하기 시작했다. 아플 때 사람은 가장 취약하기 마련, 이런 아픈 사람들을 상대하는 것이 쉬운 일은 아님이 분명했다. 하지만 주사를 놓는 것, 실습조 동기들과 환자 케이스 스터디를 통하여 '간호 진단'을 내리는 것, 그리고 '간호 사고방식'을 터득해가는 과정을 통해 간호사의 매력을 느끼게 되었다.

하고 싶다 간호사

그 당시 유일하게 간호사 인턴십 프로그램이 있었던 서울 아산 병원, 감사하게도 여름 인턴십 프로그램에 참여할 수 있는 기회가 생겼다. 간호가 진정 나의 적성에 맞는지 심하게 고민하던 때였는데, 인턴십 프로그램이 마음을 딱 잡아주는 계기가 되어주어 지금도 생각하면 참 감사하다. 내가 인턴십을 했던 곳은 내과계 중환자실. 바쁜 간호사 선생님들이 호기심 많고 그저 모든 것이 흥미로웠을 학생 인턴들의 지도까지 해주는 것이 쉬운 일이 아니었을 텐데 참 열정적으로 가르쳐 주셨다. 끼니를 거르며 일하는 것을 보면서도, '나도 하고 싶다'라는 생각이 들 정도로, 불가능해 보이는 업무량을 실수 없이 척척 해내는 모습이 너무 멋있었다.

자연스럽게 나는 졸업 후 인턴십을 했던 서울 아산병원, 같은 병동인 내과계 중환자실에 지원했다. 어느 병동, 어느 병원에서 근무하는지에 따라 간호사 생활은 매우 다를 것이라 생각한다. 내가 서울 아산병원을 선택했던 것은 간호사 모집에 열정을 쏟는 모습에 반했기 때문이다. 일단 인턴십 프로그램이 존재한다는 것만으로도 '우리 병원 한 번 겪어봐, 오고 싶을 거야'라는 자신감이 보였

달까? 지금 생각해보면 졸업 후 모교 병원인 고려대학교 의료원으로 가는 것이 통상적이었던 그때에는 유난스러운 결정이었을 수도 있겠다 싶다.

태움보다는 예민함

신규 간호사가 되면 프리셉터 선생님이 붙어 약 3개월 동안 트레이닝을 받는다. 나는 천사같은 프리셉터 선생님을 만났다. 첫 사회생활이라 사람과 관계 맺기 기술이 부족했던 때라 지금까지 연락을 이어오지 못함에 너무 죄송하다. 나 혼자만의 생각일 수도 있지만 내과계 중환자실 간호사만의 뿌듯함이 있었다. 전국에서 가장 중증도가 높은 환자들이 찾아오는 병원, 그 중에서도 고위험 환자들이 입원하는 중환자실이다 보니 간호사로서 배우는 것이 많았다. 24시간 주입되어야 하는 약물이 평균 7-10개 되는 환자들이 대부분이어서, 웬만한 약물의 주입법, 인공호흡기/체외 심폐순환기를 다루는 법, CPR(심폐소생술, 너무 흔한 일이라 방송조차 하지 않았다), 임시투석기, 수술 전후 간호, 응급실을 통한 신환 입원, 병동으로 환자 전동, 그리고 사망 처치까지, 겪을 수 있는 웬만한 상황은 다 겪는다. 병동에서 흔히 쓰이지 않는 약물의 오더가 내려지면 내과계 중환자실로 전화하여 물어보는 일이 많았으므로 뿌듯함을 느낄 만하지 않은가?(그리고 여담으로 일반 간호사복이 아닌 스크럽을 입고 일하는 것도 너무 좋았다.)

하지만 이렇게 중환자들을 돌보는 일이기에 일하는 동안 모두가 예민한 것은 사실이다. 만약 투약 오류나 실수가 일어난다면? 우리 손에 모든 것을 의지하고 병마와 싸우고 있는 중환자들에게 큰 영향을 끼치기 때문이다. 많은 사람들이 간호사는 처방이 내려지는 대로 약을 주는 사람이라 생각하는데, 간호사의 진짜 매력은 사람의 오류를 잡아내는 데 있는 것 같다. 그래서 약은 로봇이 주지 않고 간호사가 주는 것이다! 사람이 하는 일인지라, 수혈할 때 환자와 맞지 않은 혈액이 병동으로 올라갈 수도 있고, 환자의 약물 알레르기 정보가 입력되지 않아 처방될 수도 있는 일. 이를 모두 걸러야 하는 것도 간호사의 일이다. 담당하던 환자가 CPR 중이더라도, 내가 맡은 다른 환자가 열이 나면 바로 담당 의사에게 보고를 하는 것 또한 간호사의 일이다. 행여 열나는 것이 늦게 보고되어 환자가 패혈증으로 진전된다면 환자의 예후를 보장할 수 없기 때문이다. 이렇게 침상 옆에서 환자의 징후를 지켜보는 것은 간호사이기에, 의사를 포함한 많은 의료진들이 간호사에게 의지를 할 수밖에 없다. 이렇게 환자의 일거수일투족에 촉각을 곤두세우고 있어야 하다 보니, 화기애애한 분위기가 형성되기 어려운 것이 사실이다.

물론 필요 이상으로 예민함을 표현하는 선배 간호사들도 있다. 이것은 내 개인적 소견이지만, 많은 경우 본인의 정신적 체력적 소진이 '태움'이라는 것으로 표현되는 것이 아닌가 싶다. 그러니 사실은 '태우는 간호사'들을 불쌍히 여겨야 한다. 본인이 불행하다는 표현이니까. 이 힘듦은 복합적인 것일 수 있겠다. 개인적으로 간호사로 일하는 것이 불만족스럽거나, 많은 업무량으로 인해 체력적으로 힘들거나, 아니면 직장동료 간 성격이 맞지 않거나. 어떠한 경우든, 간호사들이 불합리한 것에 맞서고 자신의 권리를 주장하는 목소리를 낼 수 있는 환경이 조성되었으면 좋겠다.

도망 아닌 도망

앞에서 잠깐 언급했지만, 나는 아빠의 유학으로 초등학교 시절을 미국에서 보냈다. 그것도 한국인은 물론이고 동양인 자체가 아주 드물었던 메인(Maine) 주라는 곳이었다. 그 당시에는 영어를 배우겠다는 생각도 못했을 뿐만 아니라, 엄마는 오히려 내가 한국으로 돌아갔을 때 적응을 못할 것을 더 걱정하셨다. 그래서 초등학교 방과 후에는 엄마와 늘 한국 교과서를 공부했던 기억이 난다. 인구 자체도 적은데 동양인은 더더욱 없었던 메인에서, 어린 나조차도 '나는 이방인'이라는 느낌이 들었다. 나는 언젠가 다시 한국으로 돌아갈 사람, 그저 잠깐 여기서 머무르는 사람이라는 걸 알았기에 굳이 '절친'을 만들 생각도 없었던 것 같다. 그냥 한 학년을 같이 보낼 친구 정도면 충분했다. 방과 후에는 한글 공부 후 혼자 드넓은 잔디밭을 따라 자전거를 타는 것이 가장 행복한 일과였다.

그 당시에는 우리나라를 아는 사람들이 거의 없었다. 사람들은 늘 나에게 "Are you from China or Japan?"이라고 물었다. 그러면 나는 항상 "From Korea"라고 대답했고, 늘 돌아오는 질문은 "Where is that?"이었다. 나는 어린 마음에 미국이라는 땅에서 느꼈던 이질감이 너무 싫어 다시는 한국이 아닌 나라에서는 살지 않겠다고 생각했다. 간호대학 학생 시절에도 미국 간호사가 되겠다는 동기들을 다 말릴 정도였으니. 이랬던 내가 미국으로 오게 되다니, 돌이켜보면 도망 온 것이 맞는 것 같다.

솔직히 나의 한국 간호사 생활은 그리 나쁘지만은 않았다. 많은 환자 케이스를 접할 수 있었던 것도 행운이었고, 대형병원의 월급과 직원 혜택도 좋았다. 하지만 무언가 항상 부족한 마음이었다. 일이 무료하게 느껴지기 시작했고, 점차 기계적으로 일하는 나를 발견했다. 그도 그럴 것이, 경력이 많은 간호사들이 체력적으로 고단한 중환자실을 떠나, 나이트근무가 없는 외래 병동 또는 검사실로 이동하거나 아예 임상을 떠나는 일이 많았기 때문이다. 또한 존경받아야 마땅한 간호사가 환자와 보호자들, 그리고 다른 의료진들에게 홀대를 받는 현실에 속도 상하고, 자존심도 상했다. 아니, 어쩌면 홀대를 받더라도 '간호사는 서비스직의 일종이니 참아라'는 식의 대응이 더 속상했던 것 같다. 앞으로 20년, 30년 해야 할 일, 이왕이면 성취감을 느끼며 하고 싶었고, 매일 일을 나서는 출근길이 괴롭지 않았으면 싶었다. 그래서 대학 동기가 미국 간호사가 되기 위해 미국에 간다라는 말을 들었을 때 생각했다.

'그래, 같은 일인데, 미국에 가서 해보자. 존경도 받고 돈도 더 받고, 한 번 해보고 한국에 돌아와 바꿔보자. 우리나라는 빠른 속도로 발전하니, 간호사에 대한 인식도 발맞춰 언젠가는 바뀌겠지!'

그렇게 나는 정확히 1년 경력을 채우고 사직서를 내고 미국으로 무작정 왔다. 어찌 보면 미국 가서 공부하겠다는 비겁한 핑계를 대며 도망을 왔다고 해야 할까.

에이전시를 당황하게 하다

내가 미국으로 오기 전 준비했던 과정은 매우 짧았다. 진짜 친구 따라 강남간 케이스랄까? 미국 간호사가 되어야겠다고 미리 생각했던 것도 아니고, 간호사로 일하면서 다른 것을 준비할 마음의 여유 또한 없었기 때문이다. 그래서 미국 간호사 시험 준비에서 취업까지 보장해준다는 한 에이전시를 통해 미국으로 왔다. ESL과정으로 학생 비자를 발급해주는, 미국 간호사 시험인 NCLEX-RN 강의와 필요한 영어 시험인 IELTS 수업까지 포함된 '미국 간호사' 패키지 프로그램이었다. 이 패키지에는 모든 자격요건을 갖춘 후에 인터뷰 준비와 취업알선까지 포함되어 있었다. 간호사로 1년 일하면서 모은 돈을 올인해서 온 것이었기 때문에, 무조건 빨리 미국 간호사로 취업해야겠다라는 생각뿐이었다. 그래서 짧지만 굵게, 먹고 자는 시간 이외에는 NCLEX-RN 공부에 매진했다. 고등학교 때부터 영어특기자 전형을 염두에 두고 토익과 토플을 공부했던 내공이 있어서 영어점수는 무난히 통과했다.

생각보다 빨리(미국에 도착한 지 4개월 만에) NCLEX-RN을 합격하고 영어점수도 획득을 하자 에이전시에서는 당황하는 눈치였다. 이제 자격요건을 갖췄으니 얼른 취업을 알선해달라고 하자, 그제야 "현재는 간호사 영주권 신청이 불가능하다"는 이야기를 해주는 것이 아닌가! 그러면서 제안하는 것이 인맥을 쌓기 위해 근처 병원에서 봉사활동을 할 수 있도록 알선해주겠다는 것이었다. 아니 나는 이제 미국 간호사 시험도 통과한 정식 간호사인데, 내가 왜 봉사활동을 해야 하는 거지? 도대체 이해할 수가 없었다. 에이전시의 입장은, 일단 영주권 신청이 가능해질 때까지 무료로 봉사활동을 하며 기다리라는 것이었다. 절망스러웠다. 이렇게 중요한 것도 알아보지 않고 무턱대고 미국에 온 내가, 게다가 모아둔 모든 돈을 올인하고, 심지어 가족과 떨어져 고생한 내 자신이 너무 싫었다.

'무슨 방법이 있겠지' 하고 혼자 이력서를 들고 큰 병원 인사과에 문을 두드렸고, "우리는 외국인 간호사에게 영주권을 지원해주지 않는다"는 냉정한 대답을 들어야 했다. 그래서 작은 동네 병원으로 발길을 돌렸다. 그래도 나 고려대 출신인데, 한국 병원의 의사들은 알아주지 않을까? 하지만 모두 무관심. 아, 한국에서의 학벌도 병원 경력도 정말 아무 소용없구나를 뼈저리게 느꼈다. 하지만 마냥 기다릴 수는 없었다. 그래도 현지에 와서 준비하는 것의 장점은 내가 발벗고 나서서 해결책을 수소문해 볼 수 있다는 점이었다. 알아보니 내가 미국에 왔던 그 시기에는 간호사로서 영주권 신청을 하는 방법이 매니저 직급 이상이거나 숙련된 간호사로 인정될

만한 경력이 있거나, 아니면 석사 이상의 학위를 소지하고 있어야 했다. '그래, 한국에 이렇게 돌아갈 수는 없어.' 그렇게 나는 대학원 과정 지원에 돌입했다.

턱걸이로 대학원에 입학하다!

나는 미국 간호사가 되기 위해 서부지역 로스엔젤레스에서 이미 자리를 잡고 있었기 때문에, 대학원을 위해 다른 주로 터전을 옮기고 싶지 않았다. 그리고 사실 로스엔젤레스는 포기하고 싶지 않은 매력적인 도시이기도 했다. 그래서 캘리포니아에 있는 대학원 NP 과정 위주로 지원을 했으며, 단지 인원을 많이 뽑는다는 이유로 가정 전문 NP 과정을 선택했다. 단순하게 생각해서 20명을 뽑는 급성 의료 NP 과정보다 30명을 뽑는 가정 전문 NP 전공 과정이 그나마 경쟁이 덜하지 않을까 하는 생각이었다. 생각해보면 항상 하고 싶은 것이 많았던 나로서는 탁월한 선택이었다. 전공의 특성상, 졸업 후 여러 분야를 자유롭게 옮겨 다니며 새로운 일을 배울 수 있었기 때문이다.

대학입시 때로 돌아간 느낌이었다. 어디든 꼭 붙어야 한다는 마음으로, 내가 현지 간호사인 다른 지원자들 사이에서 유리할 것 같은 학교들을 모두 찾아보았다. 학비가 상대적으로 저렴한 주립대들은 경쟁이 치열하고, 학비가 비싼 사립대는 비교적 경쟁이 덜했다. '비싼 학비로 빚더미에 앉더라도 이건 투자다. 미래를 위한 투자! 학비는 열심히 일해서 갚으면 되지, 일단 붙고 보자'고 생각했다. 그래서 캘리포니아에 있는 NP 프로그램이라는 프로그램은 모두 지원했고, 그 중에는 합격할 것이라 기대도 하지 않았던 UCLA가 있었다. 대학원 지원서들을 모두 보내놓고 기다리던 어느 날 UCLA에서 전화가 왔다. 내가 지원자 중 대기 3번인데, 대기 1번과 2번이 모두 타 대학원에 간다는 것이 아닌가! 이렇게 턱걸이로 들어가는 게 가장 알짜배기 아닌가? 어찌 되었든 하느님이 보우하사 이렇게 NP 대학원에 진학할 수 있었다.

막상 붙고 보니 학비가 덜컥 걱정이 되었는데, 아빠가 미국 학교들은 조교에게 학비를 지원해주는 곳이 많다며, 조교를 알아보라는 조언을 해주었다. 아니나 다를까, UCLA 대학원은 조교로 지원을 하면 등록금을 지원해주는 프로그램이 있었다. 특히 UCLA NP 프로그램은 UCLA 병원에서 일하는 RN들이 많았는데, 일과 학업을 병행하는 사람들이 대부분이어서 조교를 지원하는 사람이 많지 않았다. 그래서였을까, 조교로 뽑히는 것은 생각보다 쉬웠다. 유학생 신분으로 합법적으로 일하는 유일한 방법은 학교 내에서 일하는 것뿐인데, 조교 월급도 받고 등록금 혜택도 받을뿐더러, 월급에 대한 세금을 신고할 사회보장번호까지 받을 수 있다. 특히 캘리포니아의 경우 사회보장번호를 제출하여야만 임시 간호사 면허를 정식 면허로 바꿀 수 있으니, 정식 면허가 요구되는 대학원 지원 시에는 사회보장번호를 받는 것이 필수이다.

앞서 언급했듯 유학생 비자로 합법적으로 일하는 방법은 교내에서 일하는 방법뿐이다. 교내라면 어떤 일자리도 상관이 없다. 나는 사회보장번호를 발급받기 위해 교내식당, 주차장 인력 보조까지 신청했다. 하지만 사실 조교 및 연구 조수(Research Assistant, RA)가 가장 꿀 같은 아르바이트가 아닐까 싶다. 사회보장번호뿐만 아니라 경력과 월급 모두를 얻을 수 있기 때문이다. 나는 운이 좋게 조교로 뽑혀 사회보장번호를 받을 수도 있었지만, 사실 내가 사회보장번호를 받은 경로는 RA를 통해서이다. 본격적으로 NP 과정을 시작하기 전에 여름학기 동안 선행 이수과목을 수강하던 중, 한국에 계신 모교 교수님의 후배분이 UCLA 간호학 박사과정 중에 있다며 소개를 시켜주셨다. 마침 한국인 노인 환자를 대상으로 하는 연구를 진행 중이셔서 한국어를 구사하는 RA가 필요하다는 말에 바로 지원을 하였고, 이렇게 조교를 시작하기도 전에 사회보장번호를 받을 수 있었다.

아무튼 학생시절 나의 생계는 조교를 하느냐 마느냐에 달려있었기에, 목숨을 바쳐(!) 조교 일을 열심히 했던 덕분일까, 담당 교수가 그 후에도 항상 나를 조교로 지정해주어 졸업할 때까지 조교 자리를 지킬 수 있었다. 아는 이가 아무도 없는 이 미국땅에 그래도 'UCLA 소속'이라는 것이 생기게 되어 참 좋았다.

드디어 적성을 찾았어

간호대학 학생 시절 노는 것에 집중했던 것의 대가를 NP 공부하면서 치렀다. 해부학, 약물학, 모두 기본인데 왜 이리 생소하던지. 또한 UCLA는 쿼터제였기 때문에 한 달 강의 후 시험을 치르고 돌아서면 또 다시 시험 기간이었다. 이제야 말하지만 대학원 생활 내내 입이 헐고 눈 떨림 현상이 있었다. 하지만 수능이나 대학 전공을 공부하던 것과 매우 달랐던 점은, 그리고 그 힘든 과정을 헤쳐나갈 수 있었던 이유는, 점점 NP가 하는 일을 알게 되면서 너무나 매력을 느꼈기 때문이다. 멋진 NP가 되어야겠다는 동기부여가 되었고, 드디어 적성이라는 것을 찾은 느낌이었다.

한국 간호대학을 졸업함과 동시에 바로 임상에 투입될 수 있을 정도로 준비된 졸업생은 몇 명이나 될까? 내가 경험한 대학원 NP 프로그램은 한국에서의 경험과 조금 달랐다. 이 프로그램을 졸업하면 실전에 바로 투입이 될 수 있을 정도로 공부와 트레이닝을 시켰다. 학기를 거칠수록 '내가 NP를 할 수 있을까?' 하는 두려움은 오히려 점점 줄어들었다. NP로서 알아야 할 지식뿐 아니라, 환자를 어떻게 대해야 하는지, 보험을 청구하기 위해 제출해야 할 항목들은 무엇인지, NP로서 알아야 할 의료 정책 외에도 NP 면허 등록 서류, 처방권 신청, 의료 과오 보험 신청 등까지 세세히 배울 수 있었다.

아름다운 캠퍼스를 가진 UCLA임에도 불구하고 난 간호대학 건물 지하주차장에 주차를 하고 강당에서 수업을 듣고 다시 주차장으로 가는 행보를 2년 내내 반복하였기 때문에, 지상의 캠퍼스는 기억조차 나지 않는다. 그리고 같은 조원들이었던 동기들 외에는 대화도 거의 없었고 늘 강의 듣기에 바빴다. 친구는 유일하게 한명 사귀었는데, 나와 비슷한 처지의 홍콩 출신 동기였다. 그 동기와는 지금 함께 같은 병원에서 일하고 있다. 내가 후회되어 조언하고 싶은 점은, 대학원 동기들이 나중에 소중한 인맥, 서포터가 되기 때문에 서로 많이 의지하고 관계를 맺어 놓으라는 것이다.

실습은 나를 더 잘 알게 되는 기회

캘리포니아의 가장 큰 장점은 아무래도 한인 인구가 많은 것이라고 할 수 있겠다. 적어도 나에게는 그랬다. 많은 한인 인구 덕에 한국말을 할 줄 아는 학생을 찾는 병원의 수요가 많다며 담당교수가 수월하게 실습지를 구해주셨다. 실습지가 졸업 후 취업으로 이어지는 경우가 많았기 때문에, 실습지 선정은 매우 중요하다. 나도 실습을 통해 많은 것들을 배웠지만 동시에 나의 적성이 무엇인지 깨닫게 되어서, 일자리 제의가 들어왔지만 내가 가고 싶었던 새로운 곳에 취업을 했다. 이렇게 실습을 하면서 자기가 일하고 싶은 분야가 어떤 곳인지, 잘하는 분야가 어떤 것인지 구체적으로 그려지는 것 같다.

예를 들면, 간호학생으로 실습을 할 때 응급실은 나와 맞지 않는 것을 단번에 느꼈다. 완벽주의자 성향이 살짝 있는 나는 급한 불만 끄고 병동으로 올려야 하는 응급실은 맞지 않았다. 세세한 디테일까지 신경 써야 하는 내과계 중환자실을 그런 면에서 선택한 것도 없지 않다. 내과계 중환자실 간호사로 일하면서 깨달은 것은 나는 사람과 관계를 맺으며 일하는 것을 좋아한다는 것이다. 의식이 없는 중환자들을 돌보는 것은 조금 외로웠다. 내원 환자도 매력 있지만, 애초에 입원하는 일이 없도록 외래에서 돌보는 가정 전문 NP 과정을 선택하게 된 것도 이 때문이다. 이처럼 하나하나의 단계를 거치면서 나에 대해 알아가고 나의 진짜 적성을 찾아 갔던 것 같다.

여성 건강에 눈을 뜨다

미국에 와서, 또 NP 학생으로 실습을 하면서 인상 깊었던 것은, 미국의 '소수 인구'에 대한 제도적 배려였다. 특히 여성을 소수로 인정하고 여성을 위한 건강보험제도들이 구축되어 있는 것을 보며 이래서 선진국인가 싶었다. 왜 여성이 소수인가? 이는 피임과 임신 때문이 아닌가 싶다. 분명 임신은 남녀 모두의 책임인데 여성의 몸만 그 변화를 짊어지게 되니, 여성이 자신의 몸과 건강에 대한 책임을 지고 결정을 내릴 수 있도록 정부차원에서 피임제도, 임신중절제도를 마련한 것은 너무나 인상깊게 다가왔다.

보험이 없어 피임이나 임신 또는 부인과 진료를 못 보는 여성들도 있지만, 보험이 있어도 피임 진료를 받는다는 것 자체가 성적인 활동이 있다는 것을 암시하므로 자유롭게 병원을 찾는 것을 망설이는 여성환자들이 많다. 특히 나이가 어려 부모님의 보험에 피부양자로 등록되어 있는 경우에는 '피임,임신중절'의 기록이 남는 것을 걱정하여 병원을 찾지 않는 여성들도 많다. 이러한 여러 가지 요소들이 여성이 병원을 찾는 장애물인 셈인데, 이러한 여성들에게 제공되는 Family PACT라는 보험 울타리의 존재는 너무 감명 깊었다. 이 보험은 피임을 포함하여, 자궁경부암 검사, 성병, 여성질환(방광염, 질염, 유방질환), 유방암 검사 등을 무료로 제공해주는 보험이다. 미국 시민이든, 유학생이든, 불법 체류자든, 건강보험의 유무를 떠나 묻지도 따지지도 않고 치료해주는 멋진 제도! 여성뿐만 아니라 성적 소수자를 위한 성병검사, 예방, 치료도 포함되어 있다. 나는 운이 좋게도 남자 의사들이 대다수였던 병원에서 실습했기에, 학생임에도 불구하고 같은 여자였던 나에게 진료를 받고, 자궁경부암 검사를 받는 것을 더 편하게 생각하던 환자들이 많았다. 그 덕에 대학원을 졸업할 즈음, 자궁경부암 검사는 마스터하였을 정도. 이 제도와 친숙하고, 또한 관련 질환들을 다루는 것에 익숙해진 것이 졸업 후 NP로의 진로를 결정하는 데 많은 도움이 되었다.

영주권이 필요한 새내기 NP

로스엔젤레스에는 한국어가 가능한 학생을 원하는 병원이 많았기 때문에, 나의 실습의 50%는 한인병원에서 이루어졌다. 특히 실습하는 곳에서 졸업 후 취업 제안이 많이 들어오는데, 이는 실습하면서 자연스럽게 트레이닝이 되다 보니, 졸업 후 바로 실전에 투입될 수 있다는 장점 때문인 것 같다. 실제로도 실습했던 곳에서 취업 제안이 많이 들어오기도 했다. 나는 유학생이기에 영주권이나 취업비자를 지원해줄 고용주가 필요했는데, 이는 전혀 걸림돌이 되지 않았다. 고용주 입장에서는 장기계약을 제시할 수 있는 계기가 되므로, 오히려 선호하는 면도 있었다.

한인 환자들을 돌보는 것은 물론 편하고 보람찼지만, 나는 실습을 하며 소수집단을 위한 진료의 매력을 느꼈기에 로스엔젤레스 다운타운에 위치한, 개원한 지 얼마 되지 않은 한 커뮤니티 클리닉에서 일하기로 결정했다. 이 클리닉의 CEO도 가나에서 온 나와 같은 이민자여서, 영주권 취득의 어려움에 공감해주고 전적으로 영주권을 지원해주겠다는 제안도 마음에 들었다. 또한 원래 있는 클리닉을 기준으로 두 지점의 클리닉을 새로 개원하며 병원을 키

우고 있는 과정이었기 때문에, 나처럼 속도가 느린 갓 졸업한 NP
에게는 딱이었다(아무래도 새로 개원한 클리닉은 환자가 처음에
는 많지 않았으므로).

 첫 일 년은 OPT로 일을 하였고 OPT 기간 동안 취업비자와 영
주권 서류들을 준비했다. 변호사 선임과 선임 비용은 내가 부담하
였고, 스폰서 비용은 병원에서 내주었다(병원에서 내주어야 하는
것으로 되어있다). 단 스폰서 비용을 감안하여 초봉을 평균보다 낮
게 시작한 것은 사실이다. 취업비자와 영주권 모두 신청한 것은,
혹시나 영주권 진행에 차질이 생겨 OPT 기간이 끝나더라도 합법
적으로 NP로 일을 계속하고 미국에 상주하는 것이 가능하도록 신
분 유지를 하기 위함이었는데, 지금 생각해보면 그렇게 하길 잘했
다는 생각이 든다.

참으로 운이 없었던 영주권 진행

영주권 진행 시 겪을 수 있는 모든 어려움은 그야말로 다 겪은 것 같다. 내가 영주권을 지원했을 때 마침 영주권 문호의 우선 날짜가 늦춰져 영주권 진행이 지체되었다. 유명하다는 변호사를 선임했는데 알고 보니 'NP 영주권 취득' 경험은 전무한 것이 아닌가. 아니나 다를까, 변호사가 실수를 하는 바람에 영주권을 받지 못할 뻔했다. 변호사 왈, 나는 석사과정인 대학원 NP 과정을 마쳤기 때문에 비자스크린이 필요하지 않다는 것이다. 이 잘못된 변호사의 말을 듣고 준비하지 않은 것이 큰 실수였다.

영주권 과정 막판에 3개월 이내에 추가 서류를 내라는 편지 (Request For Evidence, RFE)가 날아왔다. 바로 비자스크린을 3개월 안에 제출하라는 편지였다. 그제야 부랴부랴 IELTS 일정을 찾아보기 시작했는데, 시험이 모두 마감되어 앞으로 몇 개월을 기다려야 한다는 것이 아닌가! 모든 IELTS 시험장에 다 전화를 해서(심지어 타 주까지) 이민국에 마감일까지 추가 서류를 내야 한다는 자초지종을 설명했던 순간을 생각하면 지금도 아찔하다. 아무쪼록 추가로 시험을 볼 수 있게 해준 산타 모니카 지점에게 무한 감사를! 그렇게 무사히 시험을 본 나는 급행으로 서류를 처리하여 마감 2주 전까지 겨우 서류를 제출할 수 있었다.

이런 시행착오를 다 겪고 나니, 다른 사람은 이런 과정을 부디 겪지 않았으면 하는 마음으로 책을 쓴 이유도 없지 않다. 또한 변호사를 선임했다고 해서 너무 의존할 것이 아니라 스스로도 관심을 가지고 어느 정도 동향을 숙지하라고 조언하고 싶다. 잘못되면 결국에는 아무도 책임을 지지 않는다. 나만 손해다. 그리하여 결론은? 배우자의 영주권을 포함하여 모든 것이 잘 해결되었다.

아는 만큼 해줄 수 있는 NP

커뮤니티 클리닉에서 주치의 NP로 일하면서 안타까웠던 점은, 병원에서는 자궁내 피임장치나 피하 피임장치와 같은 시술을 내가 직접 해줄 수 없다는 것이었다. 클리닉에서 해줄 수 있는 여건도 안 됐을 뿐더러, 내가 시술관련 트레이닝을 받지 못했기 때문이다. 그래서 피임이 필요한 환자에게는 주로 경구약이나 패치, 주사 같은 방법을 흔히 처방해주었는데, 환자들이 피임약을 먹는 시간을 놓치거나 주사를 맞는 것을 잊어버리는 일이 잦았다. 그래서 비교적 어린 여성환자들이 원치 않은 임신을 해서 오는 경우가 비일비재하여 주치의 NP로서 속상했다.

'내가 이런 시술을 직접 해줄 수 있으면 얼마나 좋을까?'

물론 이런 시술을 받을 수 있도록 더 큰 병원으로 보내주는 것이 나의 역할이었지만, 저임금층이 대부분이었던 우리 환자들은 교통수단이 없어 큰 병원으로 갈 수 없는 일이 많았다. 그리하여 '이 시술을 제공할 수 있게 트레이닝을 받아오자'라는 마음으로 피임 전문 부인과 병원에서 파트타임 자리로 인터뷰를 하던 중, 본의 아니게 풀타임 제의를 받아 일을 옮기게 되었다. 하지만 3년간 일하며 정이 들어버린 내 환자들을 떠나기가 쉽지 않았다. 진료 예약이 없어도 지나가면서 그냥 인사하러 왔다는 환자들이 있을 만큼 정이 들었기 때문이다. 부인과병원에서 풀타임으로 일하며 배운 시술을 내 환자들에게도 제공해 줘야지! 하는 포부로 주말에는 여전히 예전 병원에서 파트타임으로 일을 계속하였다. 하지만 워킹맘으로 풀타임과 파트타임을 모두 소화하기에는 한계가 있던 지라, 몇 개월 후 예전 병원과는 작별을 하게 되었다.

NP로서의 두 번째 직장

내가 일하게 된 두 번째 병원, 피임 전문 부인과병원은 늘 언론에서 논쟁이 되는 병원이다. 큰 목소리로 여성인권 보호를 주장하며, 소수인종인 이민자와 동성애자를 보호하는 데 앞장서는 병원일뿐더러, 임신중절 서비스도 제공하기에, 종종 임신중절병원으로 오해를 많이 사기도 한다. (대놓고 트럼프 반대를 외치고 힐러리를 지지하기도 한다.) 하지만 이런 정치적인 면을 넘어서, 모든 직원들을 자부심으로 똘똘 뭉치게 하는, 참 신기한 병원이었다.

이 병원에서 일하는 동안 정말 많은 것들을 배웠는데, 특히 피임이란 피임법은 모두 마스터하게 되어 자궁내 피임장치, 피하삽입 피임장치, 자궁경부암 검사와 치료, 질염치료, 방광염치료, 생리불순치료, 유방암 예방검사와 치료, 또한 임신중절까지 다양한 부인과 진료를 마음껏 할 수 있어 일하는 내내 행복했다.

이렇게 피임 교육을 제공하고 피임 위주 진료를 보다 보니, 심장질환을 가지고 있는 여성에게 처방 가능한 피임법이 거의 없다는 사실에 안타까움을 느꼈다. 미국에서는 피임약이 여전히 약국에 배치되어 있지 않고 처방이 필요한 이유도 이 때문인데, 심장질환이 있는 경우 혈전이나 뇌졸중 등의 심각한 합병증을 유발할 위험이 높기 때문이다. 그래서 이런 심장질환이 있는 환자에게는 호르몬이 함유된 피임법을 처방하는 것을 꺼려하고, 병원 방침상으로도 처방하지 못하게 되어있었다. 그래서 심장질환에 관심을 갖던 와중에 마침 같이 대학원을 졸업한 동기가 대학병원에서 심장 분야로 전공을 옮겨보는 것이 어떻겠냐고 제안을 했고, 여성 심장을 더 공부하고 싶다는 생각이 들어 현재 다니는 직장으로 옮겨오게 되었다. 마음에 들었던 다른 장점은 주말근무가 없고, 하루 10시간/주 4일 근무, 또한 출퇴근시간이 비교적 자유롭다는 것이었는데, 워킹맘인 나에게는 무시할 수 없는 매력이었다.

여전히 공부 중인 나의 세 번째 직장

부인과에서 심장과라니. 직장 인터뷰를 보면서도, 또 옮기고 나서도, 그리고 나 스스로도 왜 부인과에서 심장과로 옮겨왔는가에 대한 생각을 종종 한다. 부인과에서 일하면서 가장 안타까웠던 점은, 여성들은 병원에 잘 오지 않는다는 것이었다. 참을성이 많은 건지, 본인을 우선순위로 생각하지 않는 것인지, 일단 참아보고 병원에 오지 않는다. 심장과의 매력은, 가장 중요한 장기 중 하나이기에 특별히 신경 써야 한다는 것에 모두가 동의한다는 것이다. 심지어 참는데 도사인 여성들도 심장에 문제가 있다 느껴지면 참지 않고 온다. 예를 들어, 질염이 있다면 일단 참아본다(그래서 만성이 되는 경우가 많다). 무릎이 아파도 최대한 수술을 미루고 미루며 약으로 버텨본다. 그런데 심장이 아프다? 아무도 심장이 아픈 것은 미루지 않는다, 생명과 직결되는 것이므로. 예전에 다른 분야의 세팅에서 NP로 일했을 때 흉통은 무조건 응급실 감이었다. 하지만 심장과로 옮기고 나서는 흉통이 있는 환자는 나에게 보내진다.

심장학 안에서도 전공이 세세하게 나뉘어지는데, 심장판막/혈관 시술, 부정맥, 심부전, 그리고 일반심장내과 등이 있다. NP도 각 전공에 따라 여러 명이 있는데, 나는 주로 시술을 하는 의사와 일을 한다. 예전에 일하던 병원들과 가장 큰 차이점은, 내가 독립적으로 환자들을 보고 치료 방향을 결정했던 예전 병원들과 달리, 현재 병원에서는 담당의사와 의논 후 치료 방안을 함께 결정한다는 것이다. 이미 다른 병원에서 치료에 어려움을 겪은 복잡한 케이스의 환자들이 협진 의뢰를 받아서 찾아오는 대학병원인지라 담당 전공 의사들의 견해가 매우 중요하다.

나의 역할은 의사의 외래진료를 돕고, 의사가 환자 시술에 보다 중점을 두고 시간을 할애할 수 있도록 지원하는 것이다. 환자들이 외부병원에서 가지고 오는 의료기록을 꼼꼼히 검토하여 의사에게 보고하고, 신속하게 진료가 이루어질 수 있도록 돕는 일 외에도, 환자의 혈압 관리, 콜레스테롤 관리, 또는 처방약 합병증 관리 등을 맡는다.

세계적으로 유명한 의사들과 나란히 일할 수 있고, 아직 승인도 나지 않은 최첨단 심장 시술들을 공부할 수 있는 기회가 있다는 점은 확실히 매력적이다. 하지만 여성 건강에 대한 나의 열정은 여전했다. 이 둘을 접목시킬 수는 없을까 하던 와중에 '여성 심장학'이라는 분야를 접하면서 유레카를 외쳤다. 우리가 알고 있는 심장마비 증상은 대개 남자들이 겪는 증상이다. '왼쪽 심장이 쪼이듯이 아픈' 전형적인 심장마비 증상은 보통 남자 환자들에게 국한되어 있고, 여성 환자들은 턱이 아프다던가, 팔이 저리다던가, 심지어 날개 뼈가 아픈 등 흔치 않은 심장마비 증상을 호소한다. 심지어 종종 응급실에서도 단순통증으로 무시된다는 슬픈 현실. 또한 여성들은 자기가 아프면 응급차를 부르지 않지만, 남편이 심장마비 증상이 있으면 바로 응급차를 부른다는 것이 인종을 망라한 특징이다. 많은 약에 유난히 예민하게 반응하거나 부작용이 나타나는 경우가 여성에게서 더 많은데 이렇게나 '다른' 여성에게 초점이 맞춰진 여성 심장학을 더 공부하는 것이 현재 목표이기도 하다.

RN vs NP

 일반 간호사에서 NP로 이행하는 과정에서 어느 정도 적응기가 필요했다. 예를 들어 간호사의 장점은 내 근무교대가 끝나면 사실 업무의 연장이 없다. 퇴근하면 끝이고 다음날은 다른 환자를 맡게 될 수도 있다. 주치의 NP로 처음 일을 시작했기 때문에 내 근무, 즉 교대스케줄이 아닌 '나의 환자'가 생겼다는 것에 적응하는 것이 새로웠다. 예를 들어 내일이 휴가라고 가정하자. 혈압이 높은 환자가 있을 때 간호사는 처방이 내려진 약을 투입하고 근무교대를 마치고 휴가를 떠나면 된다. 주치의 NP는 혈압이 무척이나 높은 환자를 보고, 약 처방을 했다고 해서 휴가를 마음 편히 갈 수 있는 건 아니다(적어도 나는 그렇다). 동료에게 다음날 환자 혈압을 확인해달라고 부탁을 하거나, 아니면 환자에게 내일 나에게 전화를 해서 혈압이 얼마만큼 내렸는지 보고하라고 한다. 내 근무가 끝나면 모든 책임을 내려놓고 퇴근을 하는 간호사와는 달리, 환자가 무사한지, 약이 효과가 있는지 계속적으로 신경을 써야 하는 것이 NP가 간호사와 다른 점이다.
 이처럼 책임감은 늘어났지만 내가 환자에게 해 줄 수 있는 것이 더 많고, 독립적이라는 것은 틀림없이 큰 매력이다.

　나는 외래진료를 주로 보는 NP이기 때문에 주말근무가 없으며, 야간근무가 없는 점도 아이를 키우는 워킹맘에게는 꽤 큰 장점이다. 또한 미팅 중에 퇴근시간이 늦어질 경우 "나는 미안하지만 아이를 픽업하러 가야 한다"라고 말하는 것이 쉽고, 눈치 볼 일도 아니며, 그것이 당연한 문화라서 선진국은 선진국이라는 생각을 한다. 문제는 일을 다음날로 미루는 꼴을 못보는 내 스스로가 퇴근을 쉽게 못할 뿐. 나는 현재 하루 10시간 주4일 근무를 하고 있는데, 평일 중에 하루 휴일이 있는 것은 심적으로도 체력적으로도(가정적으로도) 삶의 질을 높여준다.

NP가 한국에서도 활성화가 되기를

이 책은 사실 이민을 격려하는 책은 아니다. 나는 자랑스러운 대한민국 국민이고 자부심이 크다. 미국인이 되고 싶어 미국 문화에 억지로 나를 끼워 맞추려고 노력한 적도 없다. 점심 도시락은 늘 한식 밥과 반찬으로, 회식 장소로는 무조건 'Korean BBQ'를 고집하는 자칭 한국 홍보대사이다. 동료들은 나의 한국 사랑이 이 정도인데 왜 미국에 와서 사는지 진지하게 물은 적도 있다. 이런 내가 미국에 정착을 하게 된 이유는 단순히 미국이 좋아서가 아닌, 간호사로서 최고의 역량을 발휘할 수 있는 NP의 길을 걸어가고 싶었기 때문이다. 언젠가는 우리나라에도 미국의 NP와 같은 역할이 필요하게 되지 않을까 희망해본다. 그러기 위해서는 한국의 많은 간호사들이 NP 과정을 공부하고 실제로 일해보며 몸소 느껴보기를 바라는 것이다. 후에 한국에서 NP의 역할이 필요한 그때에, 한국 교육과 정책적인 제도를 발전시키는 데 중추적인 역할을 했으면 하는 바람이 있다.

여태 많은 간호사들의 공감을 이끄는 위로의 메시지를 담은 에세이들이 있었다. 간호사들이 너도 나도 간호사 위상 높이기에 목소리를 내는 것이 기뻤다. 이 책은 위로와 공감보다는, 망설이고 있는 분들의 마음을 강하게 다잡게 해주는 책이 되기를 희망해본다. 내가 후회하지 않을까, 더 고생하게 되지 않을까 하는 마음을 이길 수 있게. 우리의 경험을 공유함으로써, NP라는 길이 있고 또 그 도전이 충분히 가능하다고, 소중한 시간과 돈을 투자할만한 가치가 있다고 말해주고 싶다.

출처1) 캘리포니아 간호국 California Board of Registered Nursing

출처2) Ford, L.(1997). A deviant comes of age. Heart and Lung, 26(2), 87-91

출처3) Ford, L.(1979). A nurse for all settings: The nurse practitioner. Nursing Outlook, 27, 516-521

출처4) NP 역사: American Association of Nurse Practitioners, AANP

출처5) Med Care. 2012 Jul:50(7):606-10

출처6) 미국 노동통계국 Bureau of Labor Statistics, BLS

출처7) 미국 건강 보험 교환 웹 사이트 healthcare.gov

출처8) American Association of Nurse Practitioners(AANP)

출처9) Int J Qual Health Care. 2015 Oct:27(5):396-404)

출처10) American Association of Nurse Practitioners(AANP)

출처11) U.S. News & World Report

출처12) 미국 노동통계국 Bureau of Labor Statistics, BLS

출처13) 미국 노동통계국 Bureau of Labor Statistics, BLS

출처14) Association of American Medical Colleges

출처15) American Association of Nurse Practitioner, AANP

출처16) National Council of State Boards of Nursing, NCSBN

출처17) National Council of State Boards of Nursing, NCSBN

출처18) 대한간호협회, KNA

출처19) 대한간호협회, KNA 에듀센터

출처20) 캘리포니아 간호국 California Board of Registered Nursing

출처21) American Association of Nurse Practitioners, AANP

출처22) GRE 웹사이트 ets.org

미국 전문간호사에
도전하세요

한국의 간호대학 학생이거나 졸업생이라면 한 번쯤은 들어봤을 이름, Nurse Practitioner. 이 책을 읽기 전에는 막연하게 한국의 전문간호사 정도라고 생각했을지 모른다.

한 포털 사이트에서는 NP를 '보통 의사가 하는 많은 일들을 할 수 있도록 훈련을 받은 간호사'라고 정의한다. 꽤나 정확한 표현에 박수를.

처음 책을 쓰기 시작했을 때부터 NP라는 단어를 대체할 한국말이 없을까 고민을 많이 했지만, 결국은 만족스러운 단어를 찾지 못했다. 한국말로 번역하지 않고 있는 그대로 NP라고 쓰기로 한 이유도 그 때문이다. 한국에는 없는, 독자적인 책임과 역할을 가지는 이 간호사의 새로운 영역을 이해하기 쉽게, 또 오해 없이 최대한 있는 그대로 설명하고 싶었기 때문이다.

그리고 지치고, 실망하고, 상처받은 우리의 한국 간호사 동료와 후배들에게, 당신이 간호사라서 얼마나 행운인지, 간호사라서 주어지는 가능성이 얼마나 무궁무진한지를 알려주고 싶었다.

우리나라의 똑부러진 간호사들과 간호사 꿈나무들이 더 많이 이 멋진 직업에 도전하기를 바라면서, 또 용기 내어 도전했을 때 우리가 겪었던 시행착오들을 반복하지 않기를 바라면서 이 책을 마무리한다.

2019년 가을, 캘리포니아에서

김은영, 안윤선, 정재이

진료하고 처방하는 미국 간호사, NP 되기

우리는
미국
전문간호사
입니다

초판1쇄 2020년 1월 3일 **초판4쇄** 2022년 10월 7일 **지은이** 김은영, 안윤선, 정재이 **펴낸이** 한효정 **편집교정** 김정민 **기획** 박자연, 강문희 **디자인** 화목, 이선희 **일러스트** freepik **마케팅** 유인철, 임지나 **펴낸곳** 도서출판 푸른향기 **출판등록** 2004년 9월 16일 제 320-2004-54호 **주소** 서울 영등포구 선유로 43가길 24 104-1002 (07210) **이메일** prunbook@naver.com **전화번호** 02-2671-5663 **팩스** 02-2671-5662 **홈페이지** prunbook.com | facebook.com/prunbook | instagram.com/prunbook

ISBN 978-89-6782-096-1 13510
ⓒ 김은영, 안윤선, 정재이, 2020, Printed in Korea

값 14,300원

이 도서의 국립중앙도서관 출판예정도서목록(CIP)은 서지정보유통지원시스템 홈페이지(http://seoji.nl.go.kr)와 국가자료공동목록시스템(http://www.nl.go.kr/kolisnet)에서 이용하실 수 있습니다.
CIP제어번호 : CIP2019046051

본 도서는 2020년 세종도서 교양부문에 선정되었습니다.

여행이
아니었으면
좋았을 텐데

길 위에서 만난 나와 너, 그리고 당신의 이야기

여행이
아니었으면
좋았을 텐데

글·조아연 사진·고요한

harmonybook

이야기 셋. **당신들**

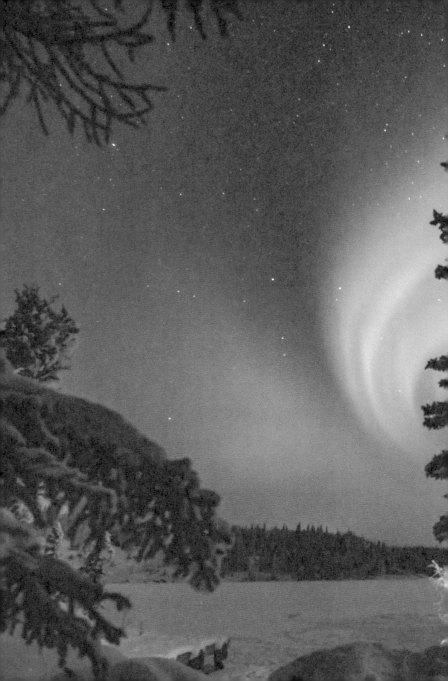

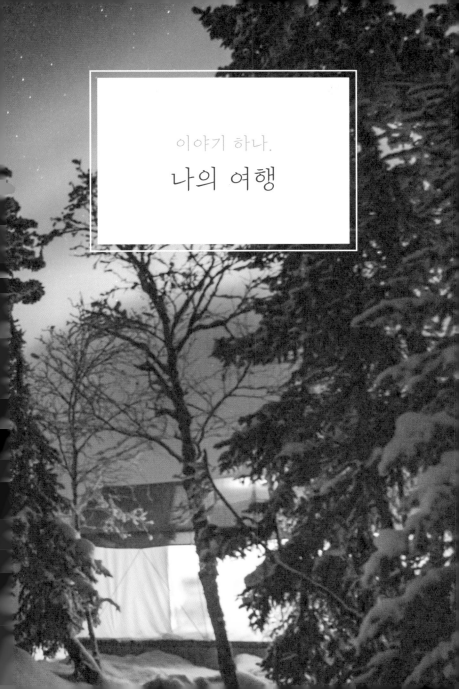

이야기 하나.

나의 여행

치과에서 만난 태국

나는 치과를 싫어했다. 누가 치과를 좋아하겠냐마는 치과를 가는 일은 끔찍했고 우울한 일이었다. 내가 살던 곳은 엄청난 시골이라 읍내의 치과를 가기 위해서는 승용차로 40분이 넘는 길을 가야 했다. 병원이 흔하지 않은 시골 치과는 늘 사람이 붐볐다. 진료 예약을 했음에도 짧은 날은 30분 환자가 많이 밀린 날이면 2시간을 훌쩍 넘게 기다리는 일이 허다했다. 로비에는 텔레비전이 한 대 있었는데 먼저 와 계셨던 어르신들이 늘 뉴스 같은 재미없는 프로그램을 보고 있으셔서 나는 용기를 내어 채널을 돌릴 생각을 하지 못했다. 스마트폰이 없었던 시절이었다. 지금이야 당연한 인터넷, 와이파이, 휴대용 게임기가 없던 그 시절의 나는 반쯤 체념한 상태로 지루한 시간을 꾸역꾸역 버틸 수밖에 없었다. 하지만 그 지루한 시간을 버텨도 돌아오는 보상이 아프고 무서운 치과 치료뿐이라는 사실은 날 낙심시키기 충분했다. 치료를 기다리며 많은 책을 읽었다. 몇 시간을 기다리는지 알 수 없었기에 늘 책을 들고 치과에 갔고 어쩌다 깜빡 책을 들고 오지 않은 날이면 치과에 비치된 책을 읽었다. 배낭 여행자의 성지라 불리는 태국 카오산 로드에서 만난 여행자들을 인터뷰한 책을 읽은 날은 책을 들고 오지 않은 날이었다. 동네에 누가 살고 있는지 다 알고 있을 정도로 작은 시골 마을에서 자란 나에게 몇 년이고 훌쩍 타국을 여행하는 사람들이 존재한다는 사실은 충격이었다. 부모님을 따라서 서울을 두어 번 가본 것이 장거리 여행의 전부였던 나에게는 상상하기 힘든 세상이었다. 뒷산에는 꿩이 날아다니고 학교 가는 길에 풀을 뜯는 소를 심심찮게 만날 수 있는 시골이 세상의 전부는 아니었던 모양이었다.

지금 와서 생각해보면 그때가 내가 여행자가 될 수밖에 없었던 결정적인 순간이 아니었을까 싶다. 이 좁은 마을이 전부가 아니라고 확신할 수 있었던 순간부터 어디론가 훌쩍 떠나고 싶어 견딜 수 없었다. 그렇게 시간이 흘러 어른이 된 나는 늘 어디론가 여행을 떠났다. 여행을 떠난 나는 일상의 권태로움 속에서 희망을 발견했고 희망 속에서 다시 일상의 우울을 발견했다. 기억하고 싶은 순간은 너무 빨리 지나가 버려서 좋았던 날들의 기억은 마치 신기루 같았다. 나의 여행은 눈에 보이지 않는 신기루 같은 잔상을 차곡차곡 모으는 일이기도 했다.

당장이라도 올 수 있을 것 같았던 방콕에 오기까지 많은 시간이 걸렸다. 수많은 도장이 찍힌 여권을 들고 도착한 카오산 로드는 덥고 습했다. 여행자들의 성지답게 많은 음식점과 저렴한 숙소 그리고 기념품 가게가 거리에 즐비해 있었다. 하지만 뜨거운 날씨 아래에서 거리 구석구석을 둘러볼 여력은 없었다. 끈적이는 피부에 달라붙은 머리카락을 대충 정리하며 근처에 있는 적당한 식당에 들어가 돼지고기 조림을 주문했다. 식당 유리창에 까맣게 타버린 얼굴과 먼지로 엉망이 되어 버린 발 그리고 부스스한 머리를 질끈 동여맨 내 모습이 보였다. 엉망인 그 모습은 빈말로도 예쁘다고 말할 수 없지만 나는 그 모습이 싫지 않았다.

길 위에 조금씩 쌓인 시간이 지금의 날 만들었다. 그리고 그 길은 앞으로의 나를 만들 테니 결국 난 여행을 계속 할 수 밖에 없겠다는 생각이 들었다. 나는 하찮지만 소중한 순간들을 포기하지 못해 계속 여행을 떠나게 될 것 같았다. 왜인지 그렇게 될 것 같다는 예감이 들었다.

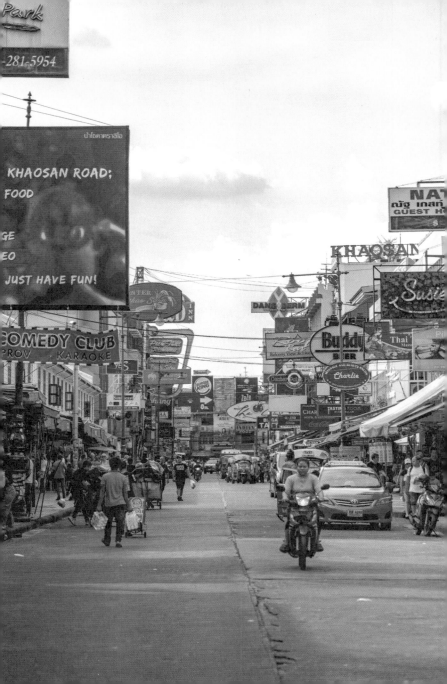

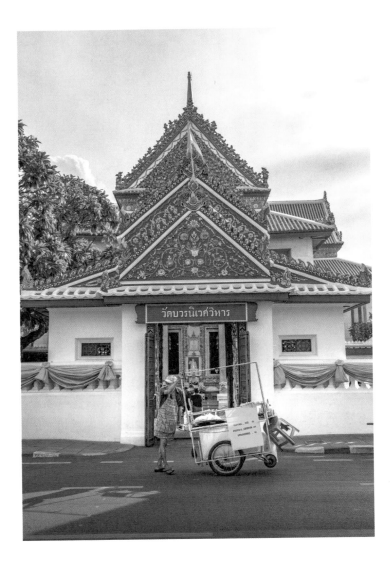

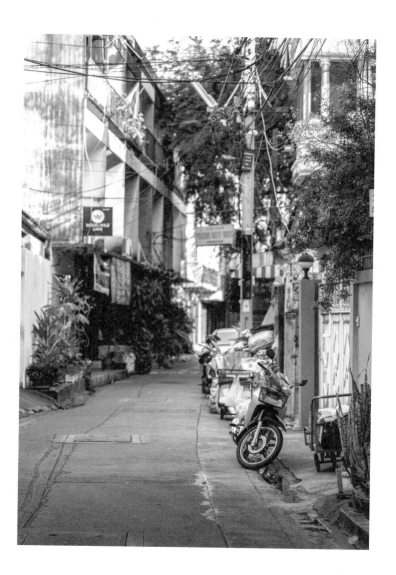

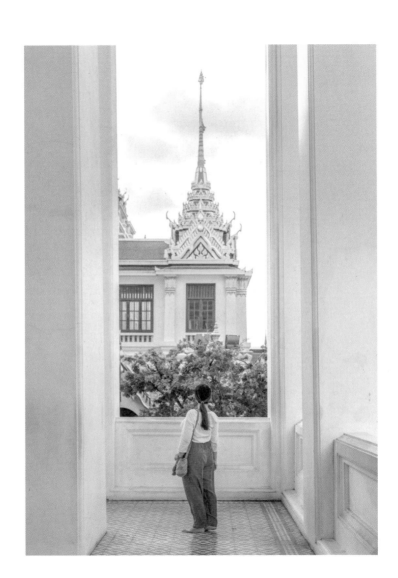

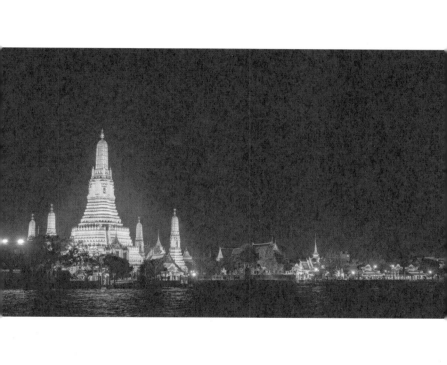

뉴욕과 고양이

뉴욕 브루클린 지역 오래된 어느 아파트에 로라와 포피라고 불리는 귀여운 고양이 두 마리고 살고 있었다. 이 고양이들은 올해 10살이 되었지만, 여전히 우아한 모습으로 그루밍을 하는 멋쟁이들이었다. 이곳은 고양이가 있는 여느 집안의 풍경과 마찬가지로 집 안 구석구석 고양이의 흔적이 남아있었다. 사정없이 뜯겨진 노란 패브릭 소파와 카펫 위에 나뒹구는 화장실 모래 같은 것들이 이곳에 고양이가 살고 있음을 말해주었다. 이 두 고양이는 엉망이 되어버린 소파를 뒤로하고 창문에서 햇빛을 만끽하곤 했다.

나도 모르게 캐럴을 흥얼거리게 되는 12월의 어느 날 그곳의 작은 방을 잠시 빌렸다. 위치는 썩 좋지 않았지만, 살인적인 뉴욕의 물가를 고려했을 때 합리적인 가격의 숙소였기에 별다른 고민을 하지 않았다. 건물에 엘리베이터가 없어 계단으로 5층을 올라가야 하는 일은 몇 번을 해도 익숙해지지 않았지만 친절한 호스트 사라 덕분에 난 그곳이 마음에 들었다. 처음 뉴욕에 도착한 그 날 그녀는 나에게 미래에 고양이를 기르게 된다면 절대로 패브릭 소파를 사지 말라는 진지한 조언을 건넸다. 그러다 그녀는 고양이와 함께 사는 일 중 나쁘고 힘든 일은 없다며 사랑스럽게 두 고양이를 바라보는 것으로 대화를 마무리했다. 그 두 고양이가 있었던 그 집이 가장 뉴욕다웠다면 너는 믿을까.

예전부터 하루를 끝내고 집으로 돌아오면 나를 기다리고 있는 작은 친구들이 있으면 좋겠다고 생각했다. 딱 그만큼의 온기로 집이 데워져 있으면 행복하겠다고 생각했다. 하지만 여행을 자주 떠나는 내가 반려동물을 키우는 일은 현실적으로 어려웠다. 사실은 반려동물 때문에 떠남을 포기할 만큼 내가 헌신적이지 못한 탓이기도 했다. 사라의 방문은 늘 조금씩 열려있었다. 로라와 포피가 자유롭게 방을 드나들게 하기 위함이었다. 그리고 그녀는 고양이가 방에 들어오길 원하지 않는다면 방문을 꼭 닫아두라고 당부했다. 그날 밤 화장실을 가느라 열어둔 방문을 통해 포피가 방으로 들어왔다. 능청스러운 이 삼색 고양이는 우리가 전부터 알고 있던 사이인 것처럼 가볍게 야옹 인사를 한번 하더니 침대로 훌쩍 뛰어올라 자리를 잡았다. 그리고 기분이 좋은 듯 낯선 내 옆에서 연신 골골거리며 기지개를 켰다. 털이 아주 많이 날리지만 부드럽고 따뜻한 포피와 보낸 그 시간은 감동적이었다. 그 작은 생명체가 줄 수 있는 따뜻함과 조그만 위로에 마음이 울컥했다. 딱 고양이 한 마리의 온도만큼 내 마음이 따뜻해졌을 뿐인데 뉴욕의 겨울이 따뜻하게 느껴졌다. 그날 이후로 포피는 내가 머무는 방을 거리낌 없이 드나들었고 가끔은 귀찮을 정도로 주변에서 알짱거렸다. 하지만 그 모습은 이루 말할 수 없을 정도로 사랑스러웠다. 포피보다 낯가림이 심했던 또 한 마리의 고양이 로라는 내가 떠나기 이틀 전에 마음을 열었다. 로라는 늦잠을 자서 멍하니 소파에 앉아서 핸드폰을 보고 있던 내 무릎에 불쑥 자리를 잡았다. 나에게 관심이 없어 보였던 로라는 사실 낯을 가리고 있었던 것이었다. 내 무릎에서 한참의 시간을 보낸 로라는 그 뒤로 틈만 나면 무릎 위에 올라오려고 기회를 엿봤다.

겨울의 끝자락 두 마리의 고양이가 있는 풍경에 내가 있었다. 온종일 뉴욕을 정처 없이 떠돌다 돌아오면 어김없이 그곳에는 두 마리의 고양이가 있었다. 하루가 끝나면 나에게 어서 오라고 말해주는 두 마리의 고양이가 있었던 그곳이 나에게는 뉴욕이었다. 그곳이 나의 뉴욕이었다. 나의 뉴욕은 화려한 엠파이어 스테이트 빌딩도 유명한 식당도 아닌 두 마리의 고양이가 있었던 오래된 아파트의 방 한 칸 그곳이었다. 그리고 나는 지금도 조금 그곳이 그립다.

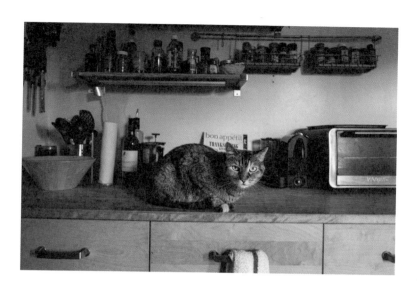

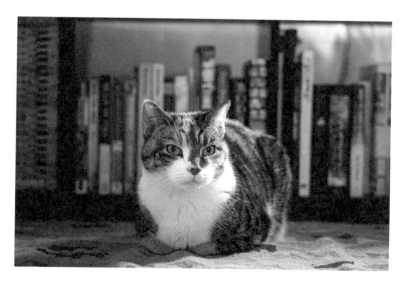

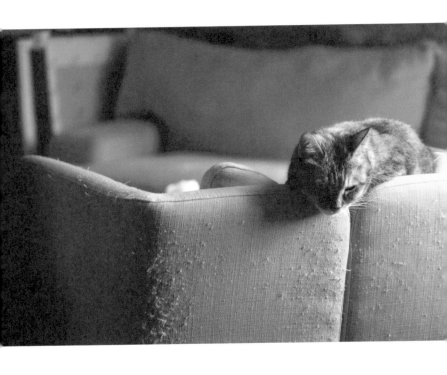

메디나에서 안경 고치기

모로코의 페즈에 도착했을 때 난감하게도 안경이 망가졌다. 큰 고장은 아니었지만, 안경다리의 나사가 빠져 안경과 안경다리가 분리되었다. 한국이었다면 고민할 필요도 없이 근처 안경원에 달려가 손쉽게 고치면 그만이었는데 모로코에서는 어떻게 안경을 고쳐야 할지 감이 오지 않았다. 모든 것이 그랬다. 여행은 당연하다 생각했던 것들은 당연하지 않은 일로 만들었다. 샤워 후 듬뿍 바르는 바디로션, 향기를 머금은 뽀송한 빨래, 걱정 없이 갈 수 있는 병원은 이제는 나의 일상의 영역에 존재하지 않았다. 작은 나사 하나면 고칠 수 있는 망가진 안경 역시 쉽게 할 수 없는 일 중 하나였기에 무척 난감했다. 어찌할 방도 없이 망가진 안경을 실로 대충 묶고 누가 봐도 우스운 모습으로 페즈의 메디나를 걸었다. 지나가던 사람들이 자꾸 날 쳐다보는 것 같아 신경 쓰였지만 별다른 방법이 없었다.

메디나는 GPS로조차 정확하게 확인이 되지 않는 모로코의 시장 골목을 말한다. 영화에 나올법한 미로 같은 골목 구석구석에는 수많은 상점이 빼곡히 자리를 지키고 있었다. 모로코에 있는 수많은 메디나 중 페즈의 메디나는 유독 악명이 높았다. 많은 여행자가 페즈의 메디나는 너무 복잡해서 현지인이 아니면 길을 찾을 수 없다 말했다. 현지인들이 관광객에게 길을 안내해 주고 돈을 요구한다는 악명이 높은 페즈의 메디나. 인터넷에서 숙소 위치도 확인을 못 하는 마당에 안경원이 지도에 나올 리가 없었지만, 혹시나 하는 마음에 검색을 했다. 하지만 원하는 정보는 찾을 수 없었다. 별다른 대안이 없어 그곳을 한참을 걸었다. 난생처음 느껴보는 향신료의 냄새와 상인들의 시끄러운 호객행위에 정신이 아득해질 무렵 우연히 안경원을 발견했다. 골목 어귀 3평 정도로 보이는 아주 작은 공간에는 안경이 가득했다. 아랍어도 프랑스어도 못 하는 나는 머뭇거리며 실로 고정한 망가진 안경을 주인아저씨께 보여드렸다. 아저씨는 내 얼굴과 안경을 번갈아 쓱 바라보더니 별일 아니라는 듯 서랍에서 검은색 나사를 꺼내 아주 튼튼하게 안경을 고쳐주었다. 내 안경은 금색이라 모든 안경다리는 금색 나사로 고정이 되어 있었지만, 이곳에서는 선택의 여지가 없었다. 겨우 찾은 안경원에서 안경다리의 색과 같은 금색 나사를 원한다고 유난스럽게 말할 수는 없지 않은가. 하지만 사실 자세히 보지 않으면 티가 나지 않을뿐더러 스쳐 지나가는 이들은 눈치채지 못하는 나만의 작은 비밀이 생긴 기분이 들어 남모르게 금색 나사를 가지고 있는 것도 괜찮겠다 싶었다. 튼튼하게 고쳐진 안경을 받고 살짝 바가지 같은 20디르함 (2,200원)을 냈다. 이곳의 물가를 생각하면 비싼 금액 같았지만, 흥정에 영 소질이 없는 나는 군말 없이 돈을 냈다. 그리고 다시 구불구불 복잡한 메디나를 걸었다. 이런 일들이 나의 새로운 일상이었다.

4디르함 (500원)을 내면 마실 수 있는 순도 100% 오렌지 주스, 혹여 소매치기를 만날까 복잡하고 긴장되는 골목길, 12시간이 넘는 버스를 타야 하는 일, 호스텔에서 무료로 주는 싸구려 비누로 세수하기와 같은 것들이 일상의 자리를 비집고 들어왔다. 아마도 이런 일상이 일상적이지 않은 순간이 될 때까지 난 여행을 할 것이다. 길고 긴 여행이 끝나면 이 복잡하고 어려운 메디나 골목조차 그리워질까. 그때가 되면 내 안경에 남겨진 검은색 나사를 바라보며 문득문득 이 순간을 떠올리게 될까.

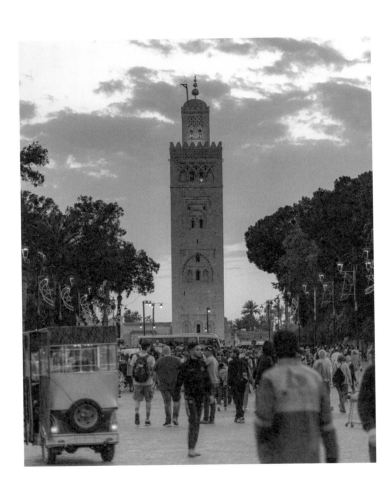

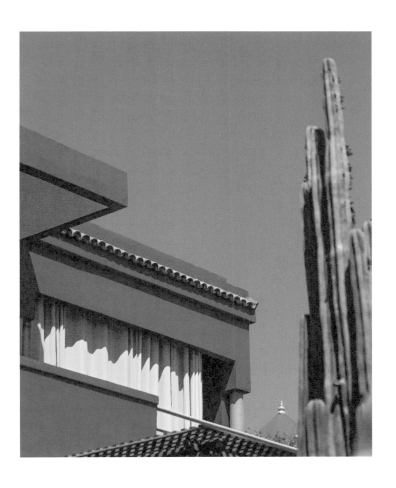

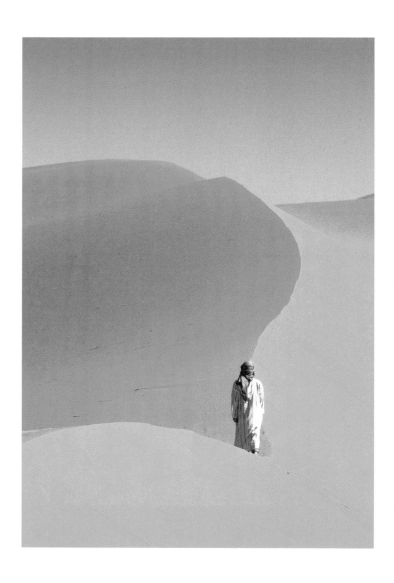

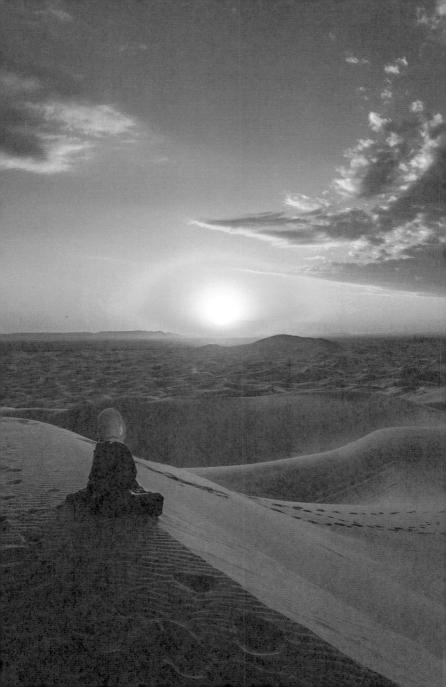

파리와 마카롱

2012년, 파리에서 처음 마카롱을 먹어봤다. 크기와 비교해 매우 비쌌던 그 마카롱을 구매하기까지 엄청난 고민이 있었지만, 한입 베어 문 순간 세상이 달라 보였다. 슈퍼마켓에서 파는 저렴한 바게트로 대충 끼니를 연명하던 나에게 마카롱은 사치였지만 이렇게 맛있는 디저트라면 기꺼이 값을 지불할 용의가 있었다. 그럴싸한 식당에서 밥 한 끼 먹을 엄두를 못 냈던 그 시절의 나에게 이 작은 마카롱은 행복하냐고 묻는 것 같았다. 그리고 그때의 난 마카롱 하나로 충분히 차고 넘칠 정도로 행복했다.

아주 많은 시간이 지나 추위가 가시지 않은 어느 이른 봄이 찾아왔을 때 다시 파리에 도착했다. 다시는 오지 못할 것 같았는데 아주 많은 계절을 돌고 돌아 다시 파리에 돌아왔다. 파리는 시간이 멈춘 것 같았다.

에펠탑은 여전히 아름다웠고 내가 사랑했던 그 모습들은 흐린 날씨 속에서도 빛이 났다. 에펠탑을 질리도록 봤다. 한낮, 석양 무렵 그리고 아주 어두워졌을 때도 에펠탑을 바라봤다. 이 장면들을 아주 오래 기억하고 싶었다. 이 장면을 다시 보기 위해서는 또다시 아주 많은 계절이 지나야 할 것 같은 슬픈 예감이 들었다.

에펠탑을 눈에 가득 담고 추억의 마카롱 집을 다시 찾아갔다. 여전히 가게에는 사람이 많았고 북적거리는 사람들 사이에서 신중하게 마카롱 몇 개를 골랐다. 예쁘게 포장된 마카롱을 손에 들고 설레는 마음으로 거리를 걸었다. 조심스레 한입 베어 문 마카롱은 가볍게 입속에서 바스러지며 녹아내렸다. 그 마카롱은 여전히 작고 윤기 나고 맛있었지만, 예전에 느꼈던 그 감동은 느껴지지 않았다. 내가 손에 들고 있는 이것은 그저 평범하게 맛있는 마카롱이었다.

초등학교 앞에서 팔던 불량식품, 컵 떡볶이, 선생님 몰래 흰 우유에 몰래 타 먹던 초콜릿 가루 이런 것들이 이제는 기쁨을 주지 못하는 것처럼 이제 마카롱 하나로는 행복할 수 없었다. 어른이 된 나는 그때처럼 따뜻하고 작지만 사랑스러운 것들에 쉽게 감동할 수 없는 사람이 되어버렸다. 수많은 계절이 바뀌는 동안 입맛이 변했고 취향이 변했고 좋아하는 것들이 변했기에 그때 느꼈던 감동은 당연히 존재할 수 없었는지도 모른다. 야속하게도 시간은 조금씩 착실하게 날 변하게 했다.

낡은 인형을 소중하게 어루만지며 어른들은 왜 이렇게 재미있는 인형 놀이를 하지 않을까 궁금했던 어린 시절의 나는 어느새 그 시절의 내가 이해 못 할 어른이 되어있었다. 그때 느꼈던 행복은 어디로 흘러간 걸까. 그 행복은 마카롱처럼 작고 반짝이며 아름다웠던 것 같은데 어느 순간 형체도 없이 녹아 없어져 버렸을까.

내가 변하지 않길 바랐다. 사랑하는 이곳이 변하지 않길 바라는 것처럼. 하지만 영원히 변하지 않을 것 같았던 나는 너무나 빠르고 쉽게 변해서 시시하고 또 시시한 어른이 되어버렸다. 하지만 이건 어쩔 수 없는 일이라고 애써 되뇌며 손에든 마카롱을 마저 우물거리는 것 이외에 할 수 있는 일은 없었다. 마카롱 하나에 세상을 다 가질 것 같이 행복했던 그때의 나는 어디에 있을까. 지금도 그때만큼 행복하냐는 질문에 바로 대답하지 못하는 내 모습이 하잘것없이 느껴졌다.

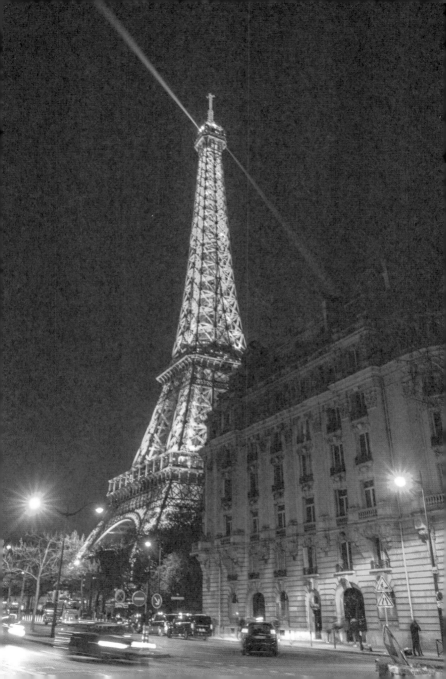

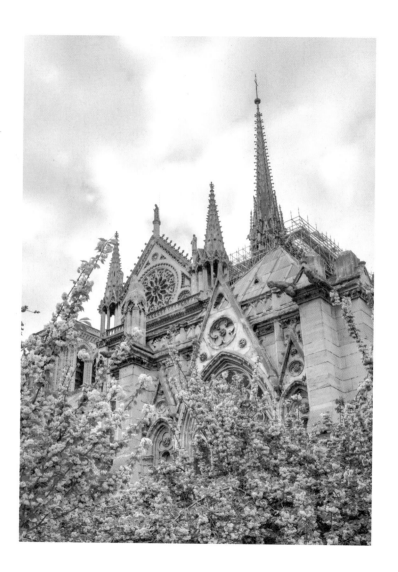

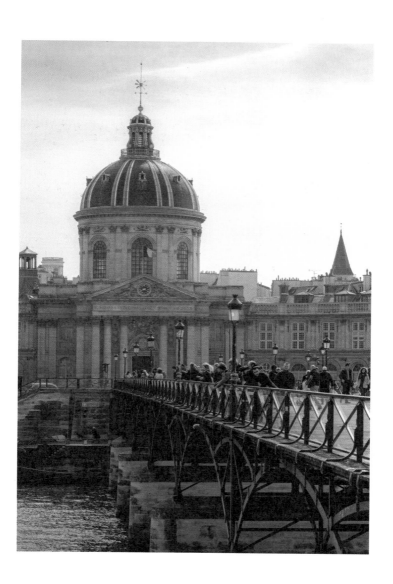

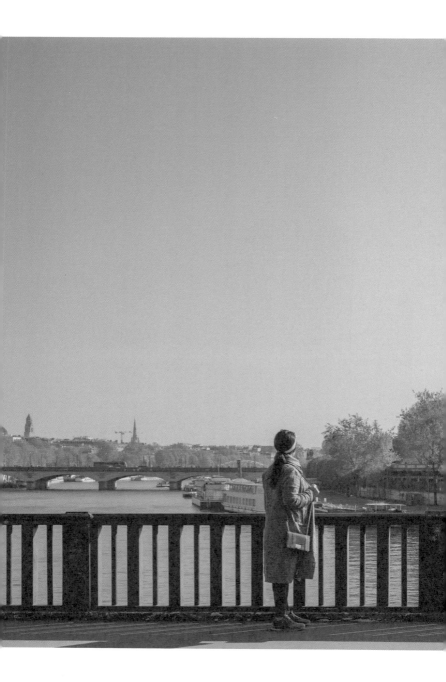

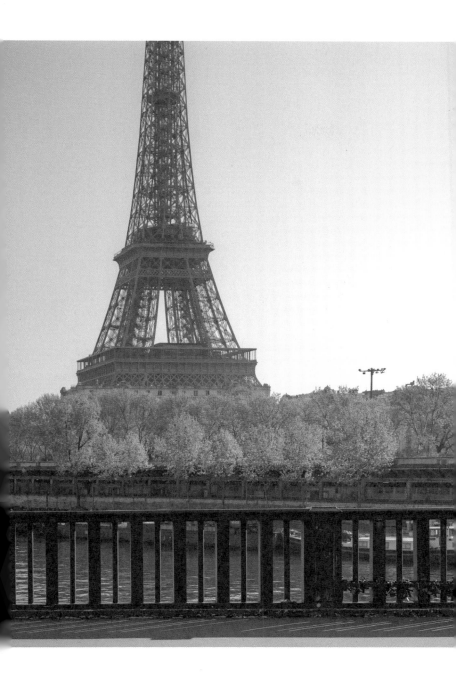

오로라에 마음을 묻는 곳

　무엇인가를 남겨놓고 떠나게 되면 자꾸 뒤를 돌아보게 된다. 그것이 무엇이 되었든 자꾸 눈에 밟혀 쉽사리 떠나지 못한다. 그래서 결국 기억을 헤집어서라도 남겨둔 것을 끌어안게 된다. 한국을 떠나면서 나는 무엇인가를 두고 온 사람처럼 마음이 불편했다. 두고 온 그것이 어떤 것인지 명확히 알지도 못한 채 가슴 한편에 묵직한 어떤 것이 날 슬프게 만들었다. 긴 시간 염원하던 여행을 떠나는데 자꾸 두고 온 것들을 생각하다니 좀 바보 같았다.

　옐로나이프는 영하 30도에 육박하는 차가운 공기에 마음을 묻어두기 좋은 마을이었다. 오로라의 수도 혹은 오로라의 성지라고 불리는 옐로나이프는 고요하고 또 조용했다. 이곳에서는 오로라를 보기 위해 모인 각국의 여행자들을 쉽게 만날 수 있다. 어제의 오로라는 어땠는지 오늘은 오로라를 볼 수 있을 것인지를 묻는 환희에 찬 목소리와 실망한 목소리들이 뒤엉켜 밤하늘을 하얗게 수놓았다. 사흘을 옐로나이프에서 보내기로 했다. 조금 더 오래 있으면 좋았겠지만, 관광지다운 비싼 물가에 애써 마음을 꾹꾹 눌러 그 정도의 시간으로 만족하기로 했다. 오로라의 수도라고 불리는 그곳에서 나는 매일 밤 오로라를 볼 수 있을 것이라는 행복한 기대를 했지만 애석하게도 날씨가 매우 나빠 오로라를 볼 수 없었다. 하늘이 잔뜩 흐린 날이면 오로라를 볼 수 없다는 사실을 그제야 알았다. 구름이 낀 하늘은 애석하게도 맑아질 기미가 보이지 않았다. 하지만 혹시나 하는 마음에 밤마다 하늘을 지켜보았지만 오로라는 나타날 기미가 보이지 않았다. 그렇게 오로라를 보지 못하고 옐로나이프를 떠날 수 있겠다는 불안한 마음이 들었다. 여기까지 와서 오로라를 보지 못한다면 울고 싶을 정도로 속상하겠지만 오로라를 보지 못한다고 하더라도 옐로나이프는 사랑스러웠다. 작지만 맛있는 생선요리를 파는 식당에서 밥을 먹은 후 종아리까지 쌓인 눈 위를 휘적휘적 걸어 돌아오는 시간은 특별했다. 거리에 수북이 쌓인 눈 속으로 모든 잡념을 묻어두면 따뜻한 봄이 돌아올 때 눈과 함께 묻어둔 잡념도 함께 녹아 없어질 것 같았다. 그렇게 봄이 오면 나도 함께 녹아 어딘가에 뿌리내릴 수 있지 않을까 하는 막연한 생각이 들었다.

사실상 포기했던 오로라는 마지막 날 밤에 꿈처럼 나타났다. 어두운 밤하늘에 오로라가 나타나자 함께 오로라를 기다렸던 사람들이 일제히 소리를 질렀다. 그 압도적인 아름다움에 소리를 지르지 않을 사람은 없었다. 빛의 커튼이 꿈결처럼 하늘에서 쏟아지며 일렁거렸다. 깜깜한 밤하늘을 찢고 오로라의 단면이 빛의 조각처럼 쏟아져 내렸다. 그 장면을 보자 일순에 눈물이 고였다. 이 아름다운 찰나의 순간을 온몸으로 느끼고 염려 없이 기억하면 되는데 시간이 흐르는 게 아쉬워 자꾸만 발을 동동거렸다. 축제 같은 시간이었다.

마음이 아프다면 한겨울의 옐로나이프에서 시간이 허락하는 한 아주 길게 머무르면 좋겠다. 그럴 수만 있다면 좋겠다. 오늘은 오로라가 보일까 기대하는 마음으로 동네 이곳저곳을 어슬렁거리다 작은 식당에 들어가 밥을 먹고 숙소로 돌아오고 싶다. 그러다 밤에는 빛의 축제에 시선을 빼앗겨 남겨두고 온 것 따위는 아무것도 기억나지 않으면 좋겠다. 이곳에서 남겨두고 온 것 따위 뒤돌아보지 않고 훌훌 털어버릴 수 있다면 좋을 텐데. 만약 그럴 수 있었다면 나는 지금보다 더 자주 웃을 수 있었을지도 모르겠다.

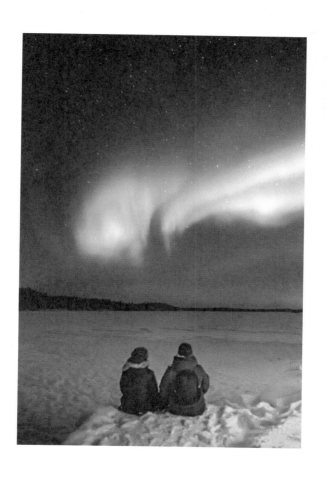

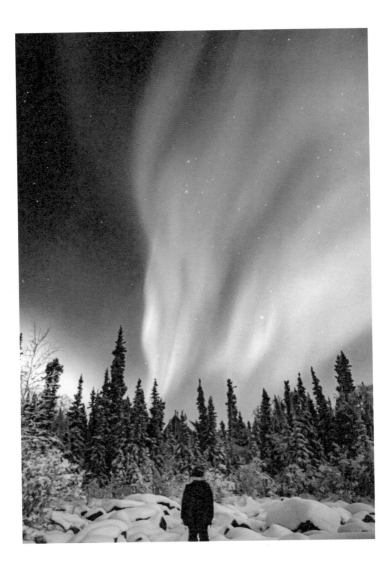

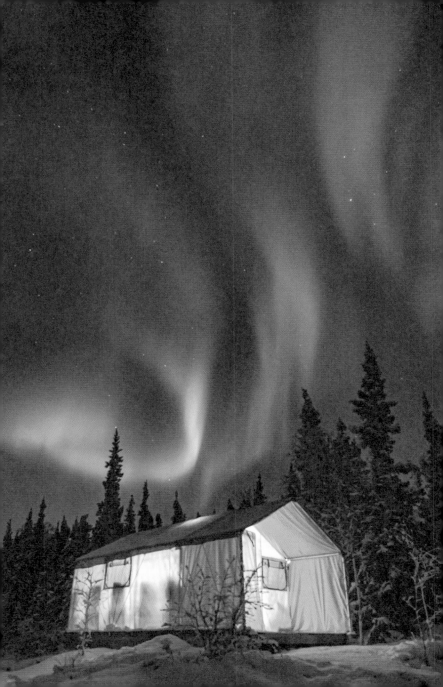

도망칠 때 만났던 풍경

회사에 다니던 시절 힘든 마음을 위로받기 위해 도망치듯 제주도로 종종 떠났다. 자동차를 빌려 혼자 정처 없이 떠돌아다녔고 맛있는 커피를 마시며 육지와 다른 낯선 풍경에 위로받았다. 월정리는 제주도에서 내가 가장 좋아하는 장소였다. 푸른 바다 위 거대한 바람개비같이 힘차게 돌아가는 풍력 발전기가 좋았다. 왜인지는 모르겠지만 난 바람개비, 해바라기 이런 둥근 것들에 매력을 느꼈다. 성격이 모가 나서 그런지 나와 다른 둥근 것들에 마음을 쉽게 빼앗겼다. 누군가는 풍력발전기가 바다의 아름다운 풍경을 망친다고 싫어했지만, 나에게 그 모습은 더없이 아름다운 풍경이었다. 공항에서 월정리로 넘어가는 길에 서서히 풍력발전기가 나타나기 시작하면 가슴이 두근거렸다. 매서운 겨울바람 덕에 나 말고 아무도 없는 해변과 바닷속 하얗게 피어나는 포말 그리고 추락할 듯 거칠게 돌아가는 풍력발전기에 위로를 받았다면 조금 우스울까.

　나는 회사랑 잘 맞지 않는 사람이었다. 회사랑 잘 맞는 사람이 몇 명이나 있을까 싶지만, 회사에 다니는 동안 몸과 마음이 참 많이 아팠다. 이곳저곳이 망가지더라도 오래 버티는 사람이 승자라는 이상한 세상에서 조금씩 마음이 곪아갔다. 밥벌이를 위해 억지로 감당해야 했던 일들은 날 점점 숨 막히게 만들었다. 그래서 제주도가 더 좋았을지도 모르겠다. 당장 내가 갈 수 있는 가장 먼 장소. 나를 아는 사람이 아무도 없는 그곳에서 나는 잠시나마 숨을 쉴 수 있었고 편안히 머무를 수 있었다. 제주도가 고향인 나보다 더 제주도를 자주 간다는 가까운 지인의 말에 나는 슬며시 웃었다.

　그 시절의 나는 지독히도 외로운 사람이라 누군가에게 쉽사리 곁을 내주지 않았다. 힘든 일은 먼 곳에서 훌훌 털고 오면 그만이라고 생각했다. 누군가가 나에게 마음을 쓰게 하고 싶지 않았다. 그 모든 것을 갚을 수 없는 빚이라고 생각했다. 내 마음 깊은 곳을 박박 긁어도 누군가에 돌려줄 한 줌의 온기조차 남아있지 않았기에 누군가의 친절과 호의는 도저히 감당할 수 없는 빚으로 남았다. 그래서일까 틈만 나면 도망칠 궁리를 했고 또 도망쳤다. 그리고 가능하면 아주 선명하고 선연하게 그곳을 떠올릴 수 있도록 두 눈으로 사랑하는 것들을 가득 담았다. 그 덕에 다시 그럭저럭 끔찍한 일상을 버틸 수 있었다. 지독한 일상 속

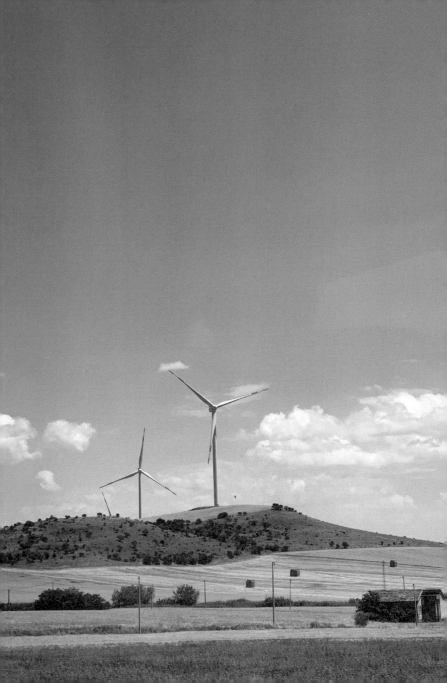

에서 눈을 감으면 머리 위로 월정리의 소금을 가득 머금은 바람이 불어오는 것 같았다. 하지만 시간이 흐르자 월정리를 더는 떠올리지 않게 되었다. 그렇게 사랑했음에도 잊는 것은 한순간의 일이었다

　이탈리아 여행 중 남부도시 바리를 가기 위해 꽤 오랜 시간 버스를 타고 이동해야 했다. 특별히 바리에 가보고 싶었던 것은 아니지만 그리스로 넘어가는 가장 저렴한 비행기가 바리에서 출발했기 때문에 어쩔 수 없었다. 이동시간은 지루했고 노래를 들으며 멍하니 창밖을 바라보는 것 이외에 내가 할 수 있는 일은 없었다. 장거리 여행에 익숙해졌더라도 불편한 좌석에 앉아 하릴없이 시간을 보내는 일은 꽤 힘들고 무료했다. 바리는 우리나라에서 인기 있는 여행지는 아니다. 근처에 아름다운 해변이 많기는 하지만 짧은 휴가를 겨우 쪼개 써야 하는 한국인들이 시간을 내어 바리에 오기에는 아무래도 쉽지 않았다. 나도 여느 사람들과 마찬가지로 바리에 대해 아무것도 알지 못했다. 그랬기에 빠르게 눈앞을 스쳐 지나가는 기대하지 못했던 풍경에 더욱 놀랐다. 창밖의 넓은 들판에는 수십 개의 풍력 발전기가 거칠게 돌아가고 있었고 그 모습은 내가 사랑했던 월정리를 닮아 있었다. 아무도 이런 풍경이 있다고 말해 준 사람이 없었기에 나는 더욱 놀랐다. 창밖 풍경이 제주도와 다른 점이 있다면 그곳은 바다가 아니라 들판이라는 것 정도였다. 제주도의 오름을 얇게 펼쳐놓은 것 같은 풍경에 옛 기억이 떠올랐다. 어리고 여려서 금방이라도 부서질 것 같이 위태했던 그 시절의 내가 생각났다.

하지만 놀랍게도 하루가 멀게 분노와 울음을 엉망으로 토해냈던 그 시절의 감정은 흐릿했다. 그 모든 것은 아주 먼 옛날의 일 같이 아득했다. 잠시 찾아왔다 순식간에 떠밀려가는 파도와 같은 한 줌의 위로에 일상을 버렸던 그날의 내가 더는 기억나지 않았다. 그 시절의 나는 한국에서 아주 먼 이탈리아에서 다시 그 순간을 떠올리게 될 것이라고 상상이나 할 수 있었을까. 나는 들판 위의 풍력발전기가 아주 작은 점이 되어 눈앞에서 사라질 때까지 창문에서 눈을 거둘 수 없었다. 마치 보이지 않는 누군가가 나를 향해 손을 흔들고 있는 것만 같은 착각이 들어 그 풍경을 오래오래 지켜보았다.

멜론

어린 시절 실내화 가방을 흔들며 집에 돌아와 냉장고를 열어 플라스틱 통에 차곡차곡 담겨 있는 차가운 수박을 먹었던 기억, 마당에서 갓 따낸 토마토에 설탕에 뿌려 먹는 기억들은 하찮지만 소중하다. 이따금 떠오르는 기억의 편린들은 무더운 여름날의 소나기와 같아서 나도 모르게 넋 놓고 감상하게 된다. 아는 맛에 추억이 더해지면 그 음식은 강력한 기억의 매개체가 된다. 그 사소하고 소소한 기억들이 나라는 사람을 행복하게 만든다.

칠레를 여행하기 전 어느 민박집 사장님께 칠레 멜론이 정말 맛있다는 이야기를 들었다. 한 유명 회사의 멜론 맛 아이스크림이 내가 아는 멜론의 전부였기에 멜론이 원래 맛있는 과일이든가 싶었다. 사실상 멜론 맛 아이스크림이야 설탕이 듬뿍 들어갔으니 맛이 없을 수 없는 맛 아닌가.

근래에 먹어본 멜론은 슈퍼마켓에서 세일하는 저렴한 친구들이 다였고 놀랍게도 그 멜론은 대부분 맛이 없었다. 그래서 나에게 멜론은 비싸지만, 생각보다 맛이 없는 과일이라는 이미지가 강했다. 하지만 칠레에서는 커다란 멜론 한 통을 2,000원 혹은 3,000원이면 살 수 있었다. 이 정도로 저렴한 가격이면 맛이 없더라도 손해는 아니니까 속는 셈 치고 적당히 잘 익어 보이는 멜론 한 통을 손에 들고 호스텔로 돌아왔다. 그리고 멜론을 한입 베어 무는 순간 새로운 맛의 지평이 열렸다. 지금까지 내가 먹은 멜론은 멜론이 아니었구나 싶을 정도로 멜론은 맛있었다. 2,000원에 이런 호사를 누릴 수 있다니 감격스러웠다. 누군가는 멜론 한입에 호들갑 떠는 내가 유난스럽다고 생각하겠지만 그 정도로 멜론은 달고 맛있었다. 그날 이후 칠레에 머무는 동안 틈만 나면 멜론을 먹었다. 언제 이런 멜론을 또 먹을 수 있을까 싶어서 정말 부지런히 멜론을 먹었다. 오죽하면 칠레에서의 기억은 멜론을 먹은 것뿐이었다. 하지만 그 순간이 칠레에서 가장 좋았던 순간이기도 했다. 호스텔 근처 슈퍼마켓에서 먹음직스러워 보이는 멜론을 신중히 고르고 신이 나서 빠른 걸음으로 돌아오던 시간. 적당히 더럽고 적당히 깨끗한 호스텔 주방의 칼로 조금은 엉성하게 멜론을 썰었던 기억. 이 기억들이 멜론을 볼 때마다 질리지도 않고 떠오를 것 같았다. 아마 이것은 누군가는 이해하지 못할 사소하고 또 사소한 나만의 기억의 조각. 설탕 뿌린 토마토를 보면 분홍색 앞치마를 두르고 있던 엄마가 떠오르는 것처럼 이제는 선뜻 사지 못하게 된 멜론을 볼 때 조금 우습게도 웃음이 나올 것 같다.

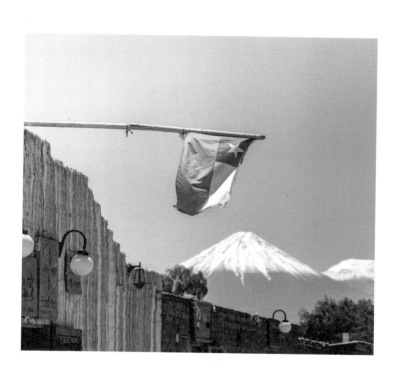

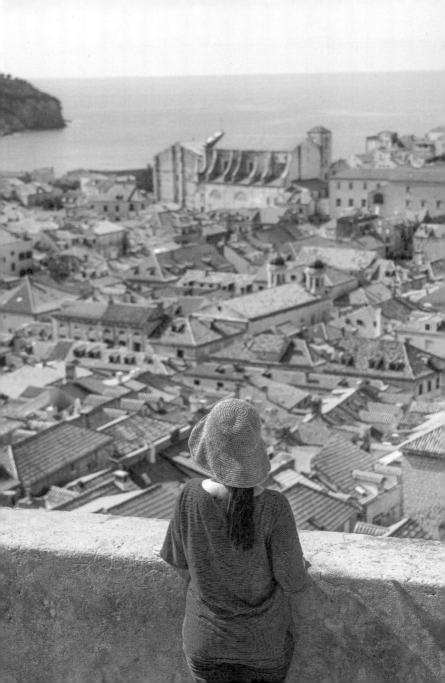

아름답지만 아름답지 않은

    나의 여행은 화려하지 않다. SNS에는 여행의 아름다운 편린을 기록하지만 기록되지 못한 고생스러운 순간이 더 많다. 크로아티아 두브로브니크의 오래된 성벽을 걸으면서 나는 여행 블로그는 못 하겠다고 생각했다. 여행 정보를 정리하기는커녕 가볍게 동네 산책을 해볼까 하다가 아무 준비 없이 성벽 입구를 발견하고 충동적으로 입장을 하는 내가 여행 블로그 운영이라니. 불가능에 가까운 일 이었다. 두브르브니크의 커다란 성벽을 둘러보기 위해서는 뙤약볕에서 몇 시간을 걸어야 하는데 마실 물도 챙기지 않았고 선크림도 바르지 않았다. 하지만 덜컥 입장을 해버렸으니 쓰고 있던 모자를 푹 눌러쓰고 눈 앞에 펼쳐진 경치를 즐기기로 했다. 덕분에 대책 없이 까맣게 타버렸지만 즐거웠으니 상관없다고 생각했다.

어느 순간부터 나는 유명한 맛집과 카페를 적극적으로 찾지 않기 시작했다. 유명한 관광지라도 줄이 길면 기다리지 않고 포기했다. 한국에서는 예쁘고 세련된 카페를 찾아다니는 것이 삶의 낙이었는데 참 많이 변했다 싶었다. 대신 버스를 기다리다 시간이 비면 동네에 어귀에 있는 작은 카페에 들어가 에스프레소를 마시는 것이 새로운 낙이 되었다. 크로아티아의 에스프레소 가격은 대략 10쿠나 언저리로 한화 2,000원이면 설탕을 듬뿍 넣은 근사한 커피를 마실 수 있다. 하지만 다른 도시보다 물가가 월등히 비싼 두브로브니크는 에스프레소가 20쿠나가 넘었다. 다른 도시보다 2배가 비싼 가격이었다. 사실 한국에서는 한 잔에 4,500원이 넘는 커피도 아무렇지 않게 마셨는데 우습게도 20쿠나가 넘는 가격이 너무나 비싸게 느껴졌다. SNS의 나는 하염없이 행복해 보이지만 사실 여행하는 나는 고작 2,000원 때문에 커피를 마실까 말까 몇 번이고 고민한다. 남들에게 보이지 않는 찌질한 내 일상.

궁상맞게 고민하다 사치를 부린다는 느낌으로 두브로브니크 성벽 위 카페에서 에스프레소를 주문했다. 맛이 썩 훌륭하지는 않았지만 20쿠나를 내고 마신 에스프레소는 날 행복하게 만들어주기 충분했다. 그렇게 나는 크로아티아의 반짝이는 아드리아해와 귀여운 주황색 지붕들 그리고 한 잔의 에스프레소로 하루를 버틸 힘을 얻는다. 이런 평범한 하루가 아름답지만 아름답지 않은 나의 여행.

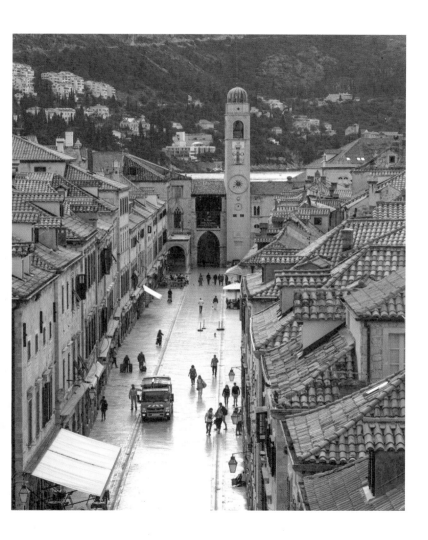

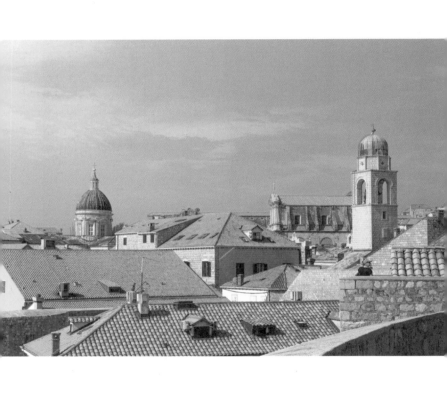

상처와 흉터

어린 시절의 나는 자주 다쳐서 손이 많이 갔다. 초등학생 때 계단에서 굴러 턱이 찢어졌고 난간 위에 올라가 놀다가 떨어지기도 했다. 체육 시간에 뜀틀을 넘다 한바탕 넘어지는 일은 아무것도 아니었다. 늘 넘어지고 다치는 바람에 무릎에는 상처가 가득했다. 어른이 된 나는 그때만큼 자주 넘어지지 않지만, 여전히 덤벙대고 종종 다친다. 하지만 몇 번을 다쳤어도 다치는 일은 익숙해지지 않는다. 이 정도로 자주 다치면 익숙해질 것 같은데 그런 일은 없었다.

한국인들 사이에서 한 달 살기의 성지라 불리는 태국 치앙마이에서는 수영장이 딸린 근사한 숙소를 합리적인 가격에 머무를 수 있었다. 괜찮은 숙소 가격 덕분에 수영장이 딸린 숙소에서 두 달을 지내기로 했다. 집 앞에 바로 수영장이 있는 것은 내가 생각한 것 이상으로 정말 근사하고 멋진 일 있었다. 온종일 에어컨을 틀지지 않으면 버틸 수 없을 정도로 뜨겁고 습한 여름 날, 고작 몇 걸음만 나가면 야외 수영장에 뛰어 들어갈 수 있었다. 그곳에서는 남 부러운 것이 없었다. 수영을 잘하지 못하는 나는 물 위에 둥실 떠서 뜨거운 햇빛과 차가운 물의 감촉을 동시에 만끽했다. 내가 지냈던 숙소의 수영장은 꽤 넓었지만 크기와 비교해 이용하는 사람이 적었다. 가끔은 그 넓은 수영장을 내가 통째로 빌린 듯 아무도 없기도 했다. 수영은 나의 하루에 큰 기쁨 중 하나였고 빼놓을 수 없는 일과였다. 하지만 안타깝게도 그 기쁨은 오래가지 못했다. 수영을 끝내고 방으로 돌아가던 도중 크게 넘어져 발가락을 다쳤기 때문이었다. 살점이 떨어져 나간 엄지발가락에서 피가 뚝뚝 떨어졌고 이곳저곳에 붉은 자국을 남겼다. 슬프게도 상처가 덧날 게 분명했기에 온전히 괜찮아질 때까지 수영을 할 수 없었다. 이미 흉터는 충분하다고 생각했는데 새로운 흉터가 하나 더 추가될 것 같았다. 어른이 되면 다치지 않아 흉터 따위 남지 않을 거라고 믿었던 어린 시절의 기대가 무색하게 크고 작은 흉터가 매년 새롭게 갱신되었다.

사실 몸에 남은 흉터보다 마음의 수많은 흉터를 가지고 사는 나는 아직도 그 모든 날을 기억한다. 남들은 아직도 그런 것들을 기억하면서 사냐며 피곤하게 산다고 이야기할지라도 잊을 수 없었다. 어쩌면 산다는 것은 안고 가기에 버거운 기억들조차도 버리지 못하고 끙끙거리며 견디는 일일지도 모른다. 흔히 우리는 삶은 살아내는 것이라 말한다. 우리의 인생은 살아가는 것이 아니라 버거운 순간을 살아 내는 것이라고. 그렇기에 마음의 상처 또한 내가 가지고 살아내야 한다고 생각했다. 하지만 상처는 시간이 지나면 아문다. 비록 흉터가 남을지라도 그 자리에는 딱지가 올라오고 새살이 돋는다. 마치 영원히 오지 않을 것 같은 봄이 오는 것처럼. 아주 오랜 시간이 걸릴지라도 추운 계절은 끝이 난다.

시간이 지나 엄지발가락이 수영해도 괜찮을 만큼 나았다. 오랜만에 들어가는 수영장은 여전히 차갑고 시원했다. 발가락의 흉터는 없어지지 않겠지만 괜찮다고 생각했다. 흉터가 남는다고 내가 행복하지 못할 단 하나의 이유도 없으니까. 그러니까 앞으로도 엉망으로 상처 입는다고 해도 나는 행복해지고 싶다. 매년 상처와 흉터는 늘어나겠지만, 그것조차 끌어안고 나는 행복해질 것이다.

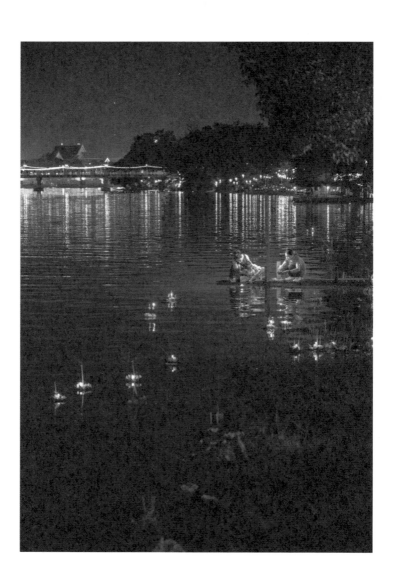

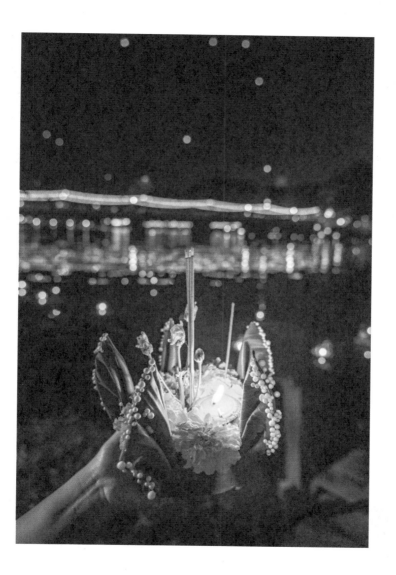

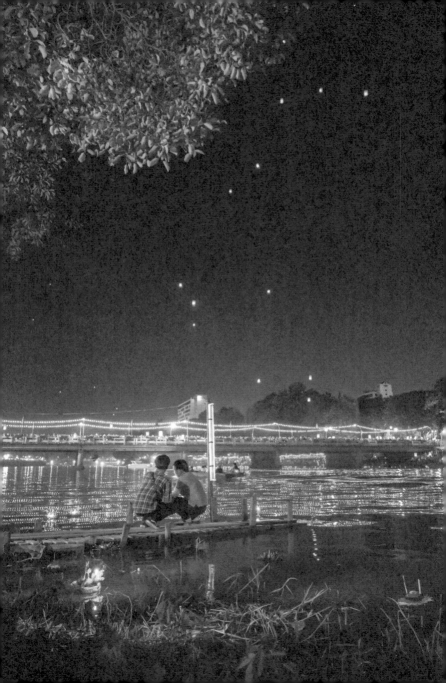

좋아하는 것들

　예전의 나는 좋아하는 게 뭐냐는 질문을 받으면 쉽게 대답하지 못했다. 어린 시절의 나는 좋고 싫음이 확실했던 것 같은데 어른이 되어버린 나는 내가 무엇을 좋아하는지조차 쉽게 대답하지 못했다. 대신 싫어하는 일들은 확실해졌다. 출근길 사람이 많은 지하철, 월말 마감, 자꾸 오르는 기름값과 월세 내는 날. 이 세상에 싫은 것들 투성이라 나의 하루는 우울했고 울적했다. 사실 내가 사랑하고 좋아하는 것들은 너무나 사소하고 보잘것없어서 좋아한다고 입 밖에 꺼내는 순간 비웃음을 받을까 부끄럽고 무서웠다. 싫어하는 것들로 가득 찬 이 세상에서 어엿한 어른인 척 살아가는 나. 뭐가 먹고 싶은지 묻는 물음에도 어떤 영화를 볼까 하는 질문에도 아무거나 상관없다는 적당한 대답을 달고 사는 나. 있잖아 사실 취향이라는 건 기름지고 넉넉한 토양에서 피어나는 꽃이 아닐까. 집에서 가져온 버리고 싶은 분홍색 이불과 천 원짜리 싸구려 식기들로 가득 찬 좁은 주방에서 라면을 끓이는 나에게 취향이란 게 있을 수 있는 걸까 묻고 싶어. 그래도 나에게 좋아하는 게 있냐고 묻는다면 아마 난 잔뜩 긴장해서 거짓말을 하겠지. 그럴싸해 보이는 좋은 것들이 나의 취향이고 내가 사랑하는 것들이라고 한참을 부풀려서 이야기를 늘어놓을 거야. 집에서 저렴한 화장품으로 메이크업을 하고 회사에서는 가지고 있는 화장품 중 가장 비싼 립스틱으로 수정화장을 하며 그 립스틱이 내가 제일 좋아하는 브랜드인 것처럼 말하겠지. 사실을 그런 것 따위 아무도 신경 쓰지 않고 아무렴 상관없는 일인데.

나는 에스프레소를 좋아해. 유럽의 카페에서 가장 저렴한 메뉴가 에스프레소여서 어쩔 수 없이 에스프레소를 시키곤 했는데 이제는 가장 좋아하는 음료 중 하나가 되었어. 에스프레소에 설탕을 가득 넣어 마시면 하루에 만보를 거뜬히 걸을 수 있을 것 같은 에너지가 생겨. 나는 나를 아는 사람이 아무도 없는 낯선 곳에서 빈둥거리는 걸 좋아해. 스페인의 동네 슈퍼마켓에서 직접 짜서 만든 순도 100%의 오렌지 주스 한 병을 들고 숙소로 돌아오는 것만으로 하루를 보람되게 산 것 같은 그 착각을 좋아해. 한국에서 마셔본 적도 없는 아주 달콤한 와인 한 병을 챙겨 노을을 보러 가는 그 느긋한 순간을 좋아해. 아주 오랜 시간 버스를 타고 도착한 시골 마을의 숙소에서 기절하듯 잠들고 다음 날 익숙하지 않은 천장을 바라보며 눈을 뜨는 그 순간도 좋아. 얇은 식빵과 맛없는 잼밖에 없더라도 졸린 눈을 비비고 일어나 난방이 되지 않는 추운 숙소 식당에서 아침을 챙겨 먹는 그 시간 또한 좋아해.

   만약 내가 좋아하는 그 작고 별 볼 일 없는 순간들이 내 인생에 없다면 나는 오롯이 나로 있을 수 있었을까. 사람들을 만나 주식과 집값을 이야기하고 연봉과 이직을 이야기하지만 사실, 나는 늘 그것들과 상관없는 유치한 이야기를 하고 싶었는지도 모르겠다. 어제 본 붉은 노을과 뺨에 스치는 바람의 서늘함 그리고 햇빛에 부서지는 파도의 이야기 같은 것들 말이다. 그러다 조심스럽게 나도 그 보잘것없는 작은 것들을 평생 사랑해왔다고 고백하는 누군가를 만나 취한 듯 밤이 새도록 이야기를 나누고 싶다. 그렇게 주고받은 이야기들이 아침을 불러올 때까지 이야기를 이어나가고 싶다.

   고작 이런 것들이 내가 좋아하고 사랑하는 것들.

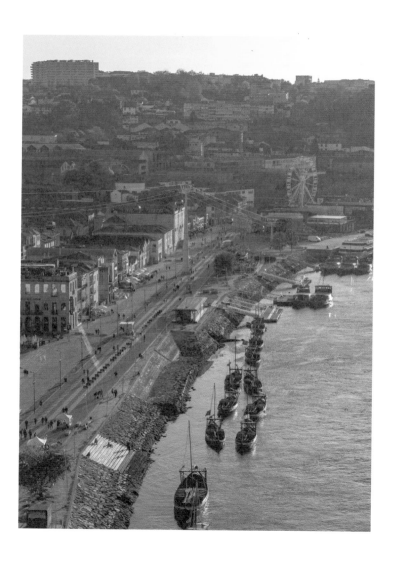

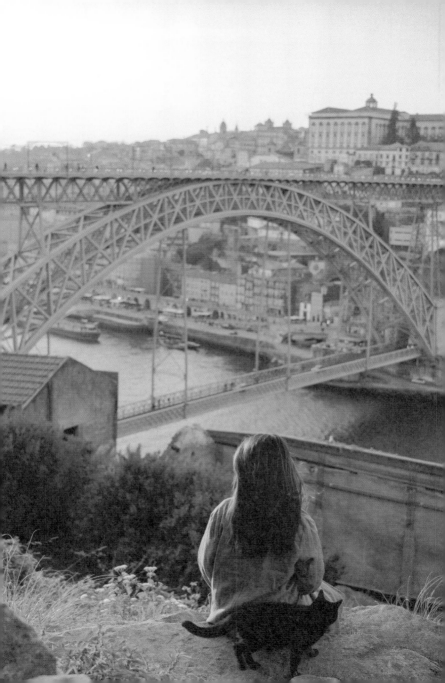

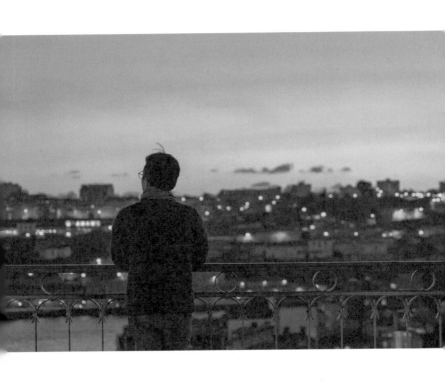

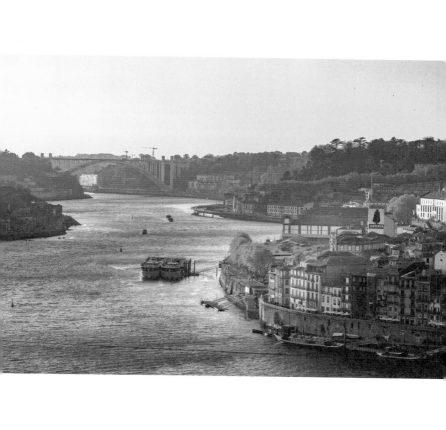

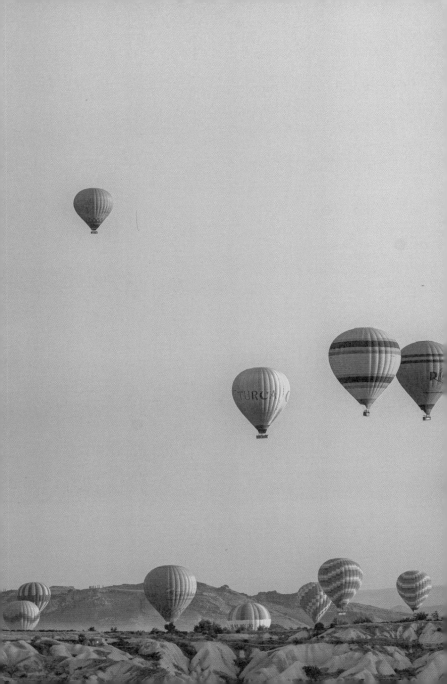

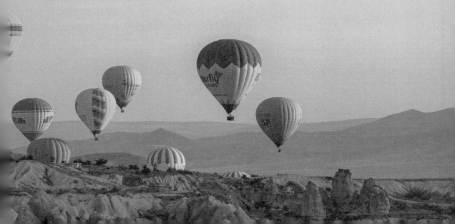

이야기 둘.

너와의 여행

낭비

잘 다니던 회사를 그만두고 비행기를 타고 아주 먼 곳으로 날아와 우리를 아는 사람이 아무도 없는 낯선 나라에 도착했다. 놀랍게도 많은 시간과 돈을 쓰면서 하는 일이라곤 내일 먹을 수제비 반죽을 만드는 일이 전부였다. 수제비 반죽을 만들려면 박력분을 써야 하는지 중력분을 써야 하는지 몰랐던 우리는 적당히 좋아 보이는 밀가루를 사서 소금 조금과 물을 넣고 반죽을 만들었다.

조지아의 수도 트빌리시에서 우리는 한 달 동안 살 집을 빌렸다. 그 건물의 엘리베이터는 언제 추락해도 이상하지 않을 만큼 낡았고 움직일 때마다 덜컹거리는 소리가 났지만 의외로 집 안은 넓고 깨끗했다. 집은 남향이었고 덕분에 햇살이 눈부실 만큼 잘 들어왔다. 집 안에서 햇빛을 느껴본 것이 얼마만 일까. 여름이 오면 습하고 곰팡이가 쉽게 생기는 북향의 집에 오래 살았던 내게 집안에 햇살이 가득한 풍경은 놀랍도록 큰 행복감을 주었다. 아무것도 하지 않아도 햇빛이 주는 행복으로 마음 구석구석이 잘 마른빨래처럼 따끈해졌다. 하지만 뭐니 뭐니해도 그 집의 가장 좋은 점은 넓은 주방과 커다란 나무 식탁이 있다는 것이었다. 내가 정말로 가지고 싶었던 나무 상판 싱크대가 있는 주방. 주방에는 에어컨이 없어 요리하면 온몸이 땀으로 흠뻑 젖고 말았지만, 그 주방을 처음 본 순간 사랑에 빠졌다. 그곳에서 한여름의 더위도 아랑곳하지 않고 음식을 만들었다. 나는 주로 반찬과 국을 만들었고 너는 냄비로 쌀밥을 만들었다. 냄비로 밥을 만드는 일이 처음이라 몇 번의 실패가 있었지만, 너는 곧 익숙해져 그럴싸한 쌀밥을 뚝딱 만들었다.

집 앞에는 공원이 있었고 그 공원에서는 케이블카를 타고 산 위에 있는 호수를 보러 갈 수 있었다. 바로 횡단보도만 건너면 공원이었는데 우리는 차일 피일을 미루다 결국 호수를 보지 못했다. 하지만 크게 아쉽지는 않았다. 관광지에서 시간을 보내는 대신 동네에서 시간을 많이 보냈다. 그 덕분에 동네에 어슬렁거리는 한 마리의 개와 친해졌다. 처음 보는 우리에게 꼬리치며 다가오길래 간식을 몇 번 챙겨줬더니 이제는 멀리서 우리만 보이면 전력 질주로 달려왔다. 만날 때마다 어디서 무엇을 하다가 온 건지 점점 더 꼬질거리는 그 모습이 안쓰럽지만 사랑스러웠다. 우리는 그 개에게 '우리'라는 이름으로 지어주었고 우리에게 챙겨주기 위해 늘 간식을 챙겼다. 근데 알고 보니 멋진 갈색 털의 우리는 사실 우리한테만 살갑게 구는 것이 아니었다. 유달리 살가운 성격 덕에 동네 이곳저곳에서 사람들에게 귀염을 받고 다니는 것 같았다. 다른 사람에게 실컷 귀여움을 받다 우리를 발견하면 살짝 덜 반가워하는 것 같은 느낌에 내심 서운했지만, 우리가 이곳을 떠나도 잘 지낼 것 같아 안심되었다. 이 사랑스러운 갈색 개를 키우며 트빌리시에서 살 수 있으면 좋겠다고 생각했다. 이곳저곳 떠돌아다니지 말고 이곳에서 뿌리 내려 평범하고 소박하게 살 수 있으면 좋을 텐데. 그럼 더할 나위 없이 행복할 텐데.

그해 여름은 낭비로 가득했다. 우리는 가지고 있는 시간을 한 톨도 남기지 않고 훌훌 털어 행복을 샀다. 생산적인 일이라고는 근처 슈퍼마켓에서 들고 오기 무겁다고 외면하던 수박을 큰마음 먹고 사 오는 일. 그리고 그 수박을 보기 좋게 반으로 갈라 수저로 빨간 속살을 푹푹 긁어먹어 비타민을 섭취하는 일 정도였다. 그날의 우리는 소프트아이스크림을 사이 좋게 나눠 먹다 반갑게 달려오는 떠돌이 개를 다정하게 쓰다듬는 일 정도에 넘치게 행복했다. 그해 여름, 우리는 서로가 서로에게 하나뿐인 친구였고 가족이었으며 연인이었다. 너로 가득했고 나로 가득했던 그해 여름은 누구에게는 낭비로 보였을지라도 우리에게는 커다란 행복이었다. 그해 여름은 온 세상에 너와 나뿐이었다.

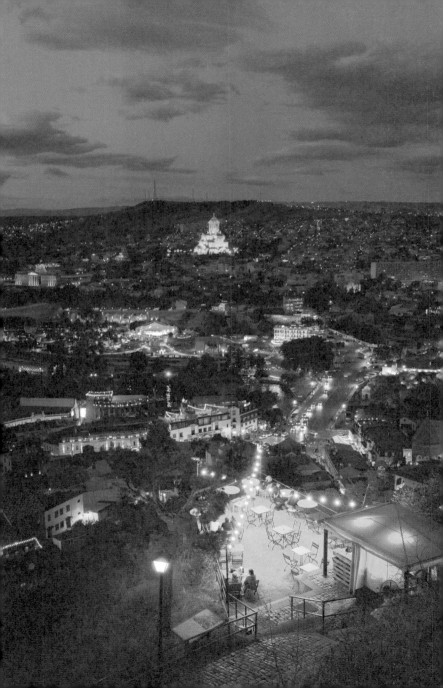

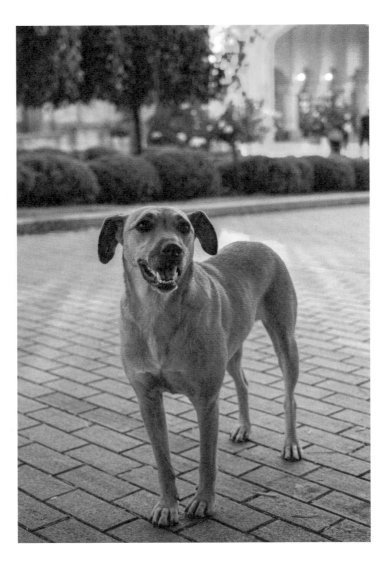

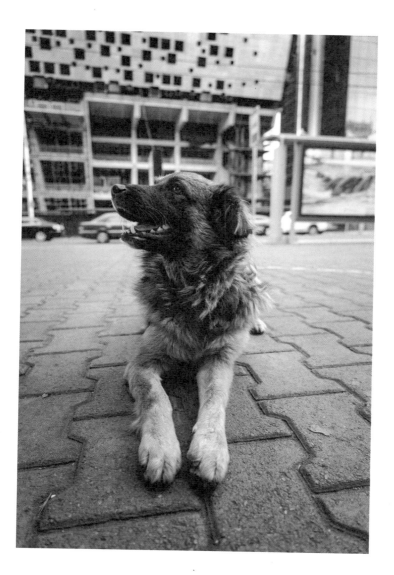

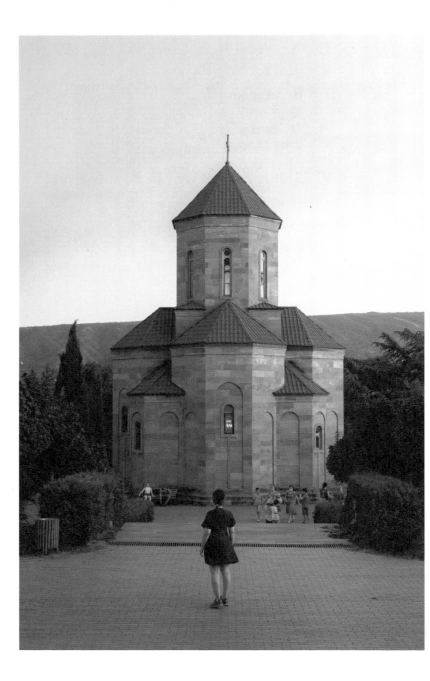

이정표

　어떻게 너는 한 번 본 길을 보고 기억하는 걸까. 나는 뇌의 길을 찾는 부분이 크게 고장나 있을 게 분명했다. 내비게이션이 없었다면 운전을 못 했을 것이라는 건 자명한 사실이고 대낮에 몇 번이고 지나갔던 길도 밤이면 완전히 낯선 길로 느껴져서 숙소조차 찾지 못했다. 한국에서 길을 잃었다면 당장 그 자리에 멈춰서 핸드폰으로 길을 찾으면 그만이었다. 하지만 치안이 불안정한 나라를 여행할 때 길 한가운데서 핸드폰을 보는 일은 소매치기나 강도를 만날 확률을 높여주는 매우 위험한 행동이었다. 현지인 중 아무도 핸드폰을 보면서 길을 걷지 않는다면 나 또한 절대 핸드폰을 보면서 걸으면 안 된다는 것은 가장 기본적인 안전 수칙 중 하나였다.

　안 그래도 길을 못 찾는 나에게 핸드폰을 보지 않고 목적지에 가야 하는 일은 굉장히 어렵고 힘든 일 있었다. 하지만 너는 나랑 반대로 길을 외우고 찾는데 특화된 사람인 것 같았다. 놀랍게도 너는 미리 다운받은 지도를 쓱 보고 길을 외웠다. 나에게는 있을 수 없는 일 있었다. 나와는 무척 다른 너. 낯선 거리에서 우리는 늘 손을 잡고 다녔다. 북적거리는 시장에서 엄마의 손을 놓칠까 봐 꼭 잡고 다니는 어린아이처럼 손을 잡았다. 너랑 있으면 숙소는 어떻게든 찾아갈 수 있다는 맹목적인 신뢰가 마음을 한껏 가볍게 만들어 주었다. 너라고 길을 잃지 않은 건 아니었지만 그런 건 별로 중요하지 않았다. 결국 우리는 목적지에 잘 도착했으니까. 너와 함께 있으면 조금 헤매도 결국에는 길을 찾을 수 있었다는 그 사실이 중요했다. 너는 나만의 지도였고 나침반이었으며 이정표였다.

나는 과거에 사는 사람이었다. 앞으로 행복한 일은 있을 리가 없다고 믿는 염세적이고 우울한 사람이었다. 모든 행복은 예전에 끝났다고 믿었지만, 그 과거에서조차 행복하지 못했다. 나의 행복은 늘 더 먼 과거에 있었다. 하지만 너는 나를 앞으로 꼭 행복하게 만들어 주겠다고 확신에 찬 목소리로 말했다. 저 자신감은 어디에서 나온 걸까. 이 세상 그 누구도 나를 행복하게 만들어 주겠노라고 말한 사람이 없었지만, 이상하고 바보 같은 너는 늘 확신에 차서 날 행복하게 만들어 주겠노라고 말했다. 그 누구도 미래의 행복을 확신할 수 없다는 것을 잘 안다. 하지만 어린아이의 꿈처럼 허무맹랑한 너의 그 말이 나의 이정표가 되었다.

너는 나의 길을 밝혀주는 사람이었다. 황량하고 초라해서 아무도 찾아오지 않는 나의 길 위에 불쑥 찾아와 함께 걸어주었고 때때로 목놓아 울 수 있게 안아주었다. 네가 가져온 이 작은 행복으로 나는 평생을 살 수 있을 것 같았다. 너는 나의 길을 찾아주는 사람이었다.

무거운 배낭을 메고 낯선 동네에서 길을 찾는 너의 뒷모습을 바라본다. 뜨겁고 습한 날씨 때문에 빨갛게 익은 너는 뒤따라오지 않는 나를 발견하고 어서 오라고 손짓을 한다. 그럼 나는 활짝 웃으며 너에게 뛰어간다. 너는 나만의 변하지 않을 이정표.

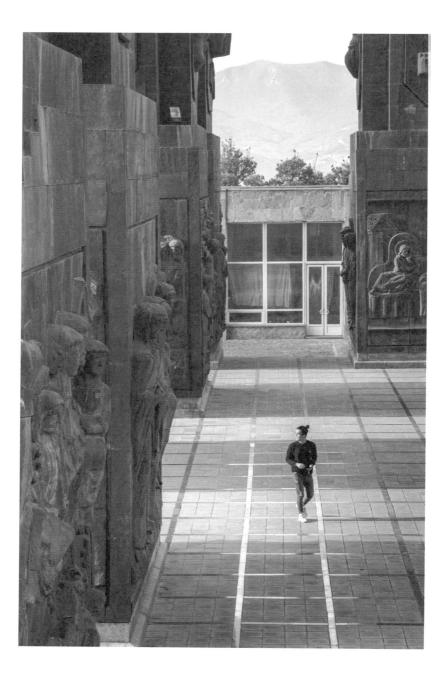

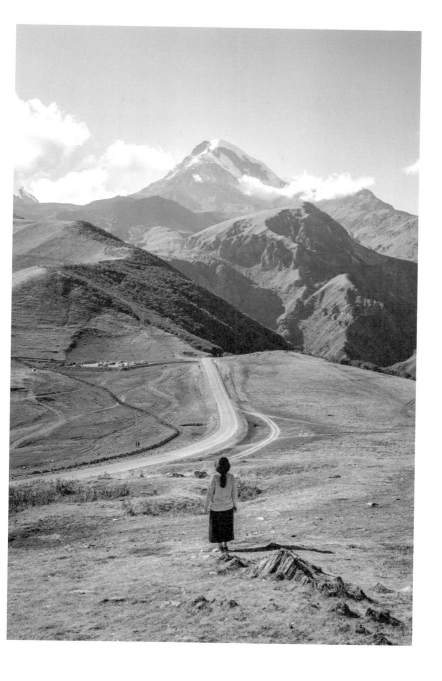

낯선 곳에서 혼자가 아니란 것은

　스물한 살 친구들과 중국 상하이로 여행을 떠났다. 스마트폰이 없던 그 시절 우리가 의지할 것은 여행 책자뿐이었다. 하지만 여행 책자를 보고 길을 찾는 것은 한계가 있어 어김없이 주변에 도움을 구해야 할 순간이 많았다. 하지만 중국어를 하지 못하는 우리는 현지인들과 원활한 의사소통을 할 수 없었다. 조금 난처한 웃음과 아리송한 표정으로 우왕좌왕 여행을 이어갔던 스물한 살의 여름. 그 기억이 언어가 전혀 통하지 않는 곳을 여행했던 곳의 시작점이다.

　우리는 둘 중 그 누구도 스페인어를 할 줄 모르지만 별다른 생각 없이 멕시코를 여행하기로 했다. 빛나는 카리브해와 마야 문명의 정수 치첸이트사가 보고 싶었다. 멕시코에 도착하기 전 미리 로컬 여행사를 통해 치첸이트사 투어를 예약했다. 물론 현지에는 한국인 투어도 있었지만, 원하는 날짜에 투어가 없었고 로컬 투어에 비해 가격이 비싸 망설이지 않고 로컬 투어를 예약했다. 스페인어는 전혀 할 줄 모르지만 투어는 영어로도 진행된다고 표시되어있어 별 문제가 없겠다 싶었다. 30분 늦게 도착한 투어 버스를 타고 치첸이트사로 떠났다. 40명 정도의 인원이 함께했는데 그중 우리는 유일한 동양이었다. 그 사이에서 우리만이 모국어가 영어나 스페인어가 아닌 것 같았다. 가이드의 영어에는 스페인 억양이 짙게 묻어있어서 알아듣기가 매우 힘들었는데 우리를 제외한 모든 사람들은 가이드와 소통하는데 문제가 없어 보였다. 슬프게도 우리는 그 그룹에서 영어도 스페인어도 모두 알아들을 수 없는 유일한 관광객이었다.

다른 동양인이라도 있었으면 덜 긴장했을 텐데 다들 우리를 신기하게 바라보는 표정이 조금 당황스러웠다. 그곳에서 우리는 오지 말아야 할 장소를 방문한 이방인 같았다. 하지만 그 순간 낯선 공간에 의지할 수 있는 누군가와 함께 있을 수 있다는 사실에 안도했다. 혼자가 아닌 여행을 하고 있음에 마음이 놓였다. 우리는 가이드가 무슨 말을 하는 것인지 하나도 못 알아듣겠다며 서로를 향해 나지막이 툴툴거렸고 챙겨 온 초콜릿을 나눠 먹으며 서로가 있어 다행이라고 말했다. 간식으로 먹을 초콜릿을 더 샀어야 했다는 시답지 않은 이야기를 나누면서 치첸이트사를 구경했다. 함께 사진을 찍고 그늘에 앉아 찬란했을 마야 문명의 흔적을 바라보았다.

머리 위로 뜨거운 태양이 내리쬐는 치첸이트사에서 너와 나눠 먹었던 초콜릿과 땀을 식혀주었던 한 줌의 바람을 기억한다. 여전히 이방인 같은 삶을 사는 우리지만 둘이 함께라면 그래도 괜찮을 것 같다. 여기서 아무도 알아들을 수 없는 둘만의 언어로 쌓아 올린 성을 만들자. 그리고 그곳에서 서로의 마음과 시선을 포개자. 그때와 마찬가지로 난 여전히 너와 함께 있고 싶다. 아주 오랫동안.

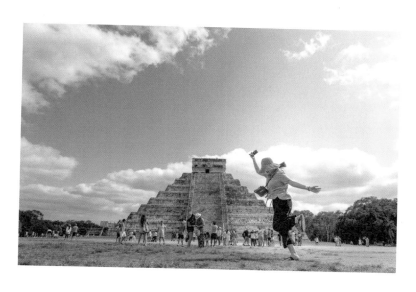

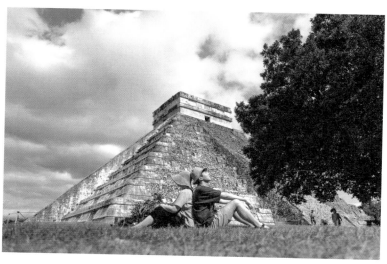

내가 아는 너

너를 만나기 전까지 내가 꽃다발을 좋아하는 사람이라는 사실을 몰랐다. 특별한 날은 아니지만 너는 나를 위해 종종 꽃을 사 왔다. 꽃집에 쭈뼛거리며 방문하여 꽃다발을 몰래 사 오는 그 다정함이 날 기쁘게 만들었다. 너는 요리에 재능이 없었다. 맛있는 소고기뭇국을 끓여준다면서 의기양양하게 요리를 시작한 너는 한참이 지나도록 음식을 완성하지 못했고 결국에는 소고기뭇국이 아닌 전혀 다른 국을 만들었다. 그 모습에 웃음이 나왔다. 그 국은 원래 계획했던 맛은 아니었지만 맛있었다. 하지만 넌 결과물을 보고 시무룩해져 앞으로 설거지 담당을 하겠노라고 조금 의기소침하게 말했다. 날 기쁘게 만들어주기 위해 늘 최선을 다했던 너는 다정한 사람이었다. 우리가 함께한 시간이 많이 흘렀을 무렵 난 너에 대해서 모든 것을 안다고 생각했다. 이 세상에 너를 누구보다 잘 아는 사람은 없다고 생각할 정도로 우리는 가까웠다.

서로에게 너무 익숙해지면 결국 무심해진다는 주변의 충고 같지 않은 충고를 우습게 여길 만큼 우리는 여전히 애틋하고 가까웠다. 하지만 너와 함께 여행하는 건 또 다른 일이었다. 음식도 언어도 하늘과 바람마저 다른 낯선 나라에서 이제는 모르는 것이 없다고 생각했던 너에게서 새로운 모습을 발견했다. 너와 여행을 떠난 나만이 알 수 있는 새로운 모습으로 가득한 너는 늘 새로웠다. 너는 바퀴벌레를 무서워하지만, 그 무서움을 이길 만큼 날 사랑했다. 아주 어린 시절 바퀴벌레가 나오는 집에서 살았다는 너는 이 세상의 그 어떤 벌레보다도 바퀴벌레를 싫어했다. 누가 바퀴벌레를 좋아하겠냐만 바퀴벌레가 나오는 집에서 살아본 기억이 없는 나에게 바퀴벌레와 같은 방에 있는 공포는 조금 막연했다. 알아서 좋을 정보는 아니지만, 남미의 에콰도르 섬 갈라파고스에서 출몰하는 바퀴벌레는 12월부터 2월까지 아주 많이 몸집이 커진다고 했다. 과학적으로 근거가 있는 말인지는 모르겠으나 성인 여성의 손바닥 반만 한 오동통한 바퀴벌레를 직접 눈으로 목격한 뒤로 그 말이 사실이라고 믿을 수밖에 없었다. 동물의 천국 갈라파고스는 섬이라서 그런지 식료품도 비쌌고 숙소도 비쌌다. 성수기의 갈라파고스에서 합리적인 가격의 좋은 숙소는 찾을 수 없었다. 어렵게 예약한 숙소는 나쁘지 않았지만, 옷장을 여니 커다란 바퀴벌레가 있었다. 너는 소스라치게 놀라는 날 방 밖으로 내보낸 뒤 조용히 바퀴벌레를 잡았다. 그리고 너는 혼자 여행했다면 절대 바퀴벌레를 잡지 않았을 것이며 그 자리에서 바로 도망쳤을 것이라고 말했다. 거의 울 듯한 너의 표정에서 그 말이 진실임을 알 수 있었다. 충격에 휩싸인 나에게 이제는 바퀴벌레는 없을 것이라고 너는 날 안심시켰지만, 바퀴벌레는 공용 주방에서도 심심치 않게 발견되었다. 주방에서 재빠르게 움직이는 바퀴벌레를 목격한 순간 하던 요리를 내팽개치고 리셉션으로 달려가 바퀴벌레를 잡아 달라고 다급하게 말을 하는 것 이외에 우리가 할 수 있는 일은 없었다.

　세상에 당연한 일은 없다. 나를 위해 징그러운 벌레를 잡아주는 일도 슈퍼마켓에서 잔뜩 장을 보고 돌아오는 길 무거운 짐을 들어주는 행동도 덜렁거리는 나 대신 숙소의 문단속을 하는 일도 어느 것 하나 당연한 일은 없었다. 너는 여행을 하는 매 순간순간 나에게 사랑한다고 말했고 그 말에는 단 하나의 거짓이 없었음을 안다. 여행하면서 내 생각보다 너는 나를 많이 사랑한다는 사실을 알게 되었다. 어쩌면 여전히 나는 널 잘 모르고 있을지도 모르겠다.

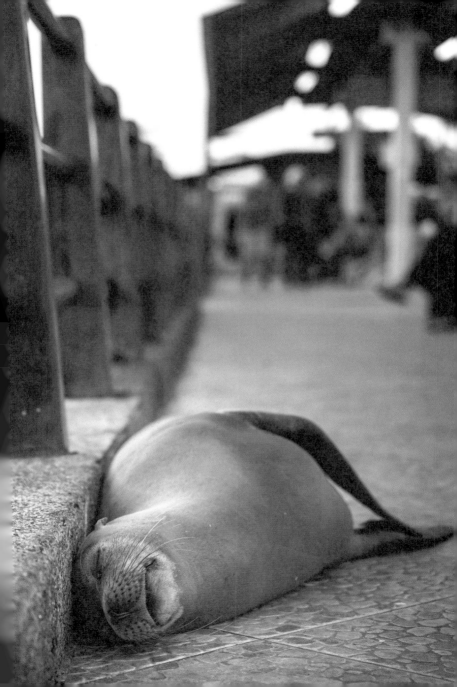

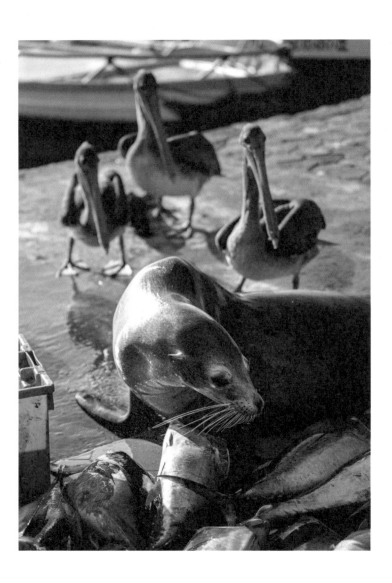

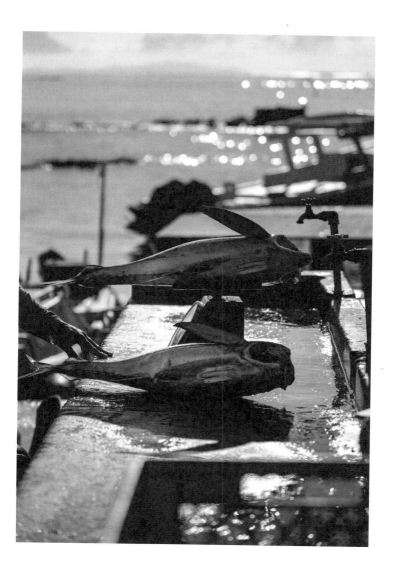

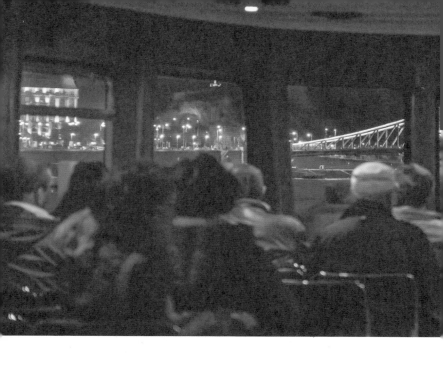

비 내리는 부다페스트

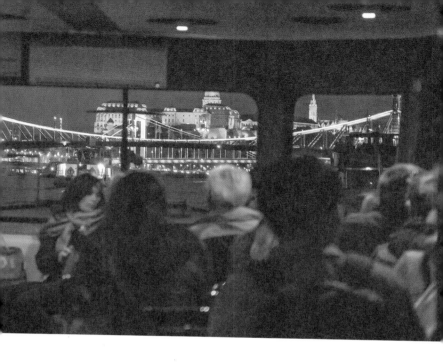

　그날의 부다페스트는 날씨가 좋지 않았다. 하염없이 비가 내렸고 우중충했으며 추웠다. 따뜻한 옷이 많지 않았던 우리는 최대한 많은 옷을 껴입고 양말이 젖을 때까지 거리를 걸었다. 그러다 견딜 수 없이 온몸에 한기가 느껴지면 숙소 근처 슈퍼마켓에 들려 최대한 많은 양의 식료품을 사서 돌아왔다. 달콤한 시리얼, 파스타면, 토마토, 감자, 햄 그리고 과자와 주전부리들. 우리가 사는 것들은 대개 늘 정해져 있었다.

　건물 옥탑을 개조해서 만든 것 같은 숙소 창밖으로 비가 쉴새 없이 내렸고 젖을 옷들을 말리고 따뜻한 차를 마셨다. 차갑게 얼어버린 손을 장난스럽게 상대방의 등에 쑥 집어넣고 깔깔거리다 서로를 꼭 끌어안았다. 그리고 좋아하는 노래를 틀어놓고 절대로 남들에게 보여주지 못할 우스꽝스러운 춤을 함께 췄다. 그 시간이 영원한 것처럼 방 안에서 둘만의 축제를 열었다. 어쩌다 운 좋게 날씨가 좋은 날이면 밖으로 나가 커피를 마시거나 영화를 보러 갔다. 그리고 날씨 핑계를 대면서 미루고 미뤄왔던 유람선을 탔다. 유람선 위의 사람들은 아름다운 야경을 기억하기 위해 쉴새 없이 사진을 찍었고 우리도 질세라 많은 사진과 영상을 찍었다. 그러다 난 너의 어깨에 기대어 춥다고 안아달라고 투정을 부렸다. 그러면 어김없이 넌 따뜻한 손을 내밀어 주었다. 화려한 건물들이 빛을 내는 그 캄캄한 밤 우리는 두 손을 꼭 잡고 부다페스트의 거리를 걸었다. 사실 이 세상에는 너와 나밖에 없는 건 아닐까 싶었다. 이 반짝이는 모든 것들은 너와 나를 위해 준비된 선물이라 생각했다. 너에게 어둠 속에서 영원히 반짝이는 변하지 않을 무언가를 선물해 주고 싶었다. 나는 그럴 수 있을까.

　한동안 부다페스트의 비는 멈추지 않았다. 하지만 비가 내린다고 해서 그 도시는 빛을 잃지 않았다. 비를 핑계 삼아 소파에 앉아 시리얼을 과자처럼 먹는 게으른 여행자 두 명은 멈추지 않는 빗소리를 들으며 나름의 방법으로 부다페스트를 오래오래 기억하기로 했다. 비 내리는 그날의 부다페스트는 눈부시게 아름다웠다.

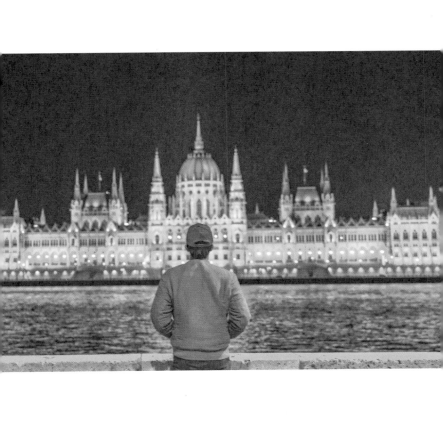

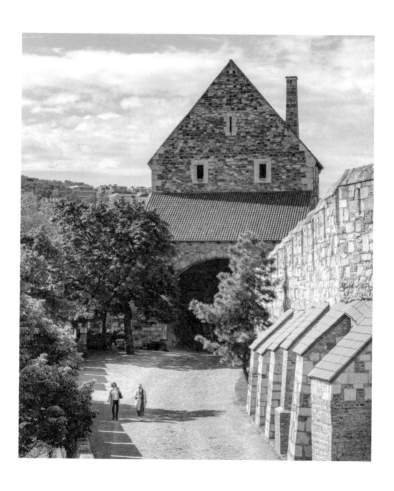

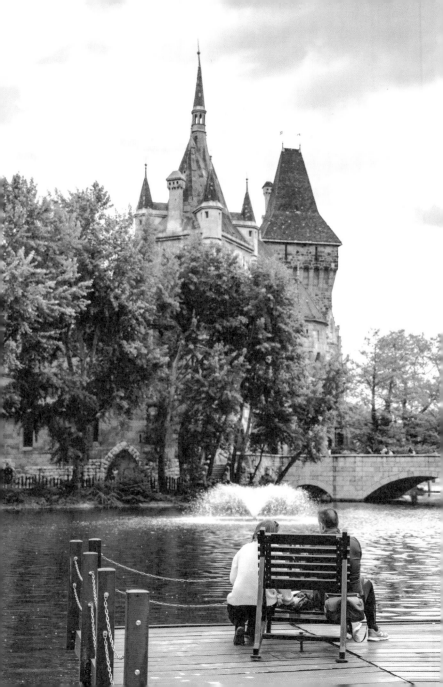

단골식당

관광객들에게 유명한 식당보다는 우연히 발견한 골목 어귀의 동네 식당을 좋아한다. 영어 메뉴도 없고 말도 통하지 않아 무엇을 먹어야 할지 전혀 감을 잡지 못하는 그런 식당 말이다. 관광객들에게 유명한 식당은 대체로 비싸고 깨끗했지만 가벼운 마음으로 자주 방문하기 어려웠다. 그래서 우리는 적당한 가격에 현지인들이 많이 방문하는 숨은 맛집을 찾기 위해 구석구석을 걸었다. 그렇게 낯선 동네를 정처 없이 걷다 마음에 드는 식당을 발견하면 용기를 내서 가게 안으로 들어간다. 현지인들로 가득한 식당에 뻔뻔하게 들어가는 일은 조금 어려워 우리는 가게 앞에서 몇 번을 망설였다. 하지만 처음 한 번이 어렵지 두 번은 어렵지 않았다. 한번 용기를 내서 숨은 맛집을 발견하면 그다음부터는 없던 용기도 생긴다. 누가 봐도 여행자인 우리가 쭈뼛거리며 의자에 앉으면 식당 사장님들은 대게 당황하는 기색이 역력하다. 그러면 어떤 식당에서는 먼지 쌓인 영어 메뉴를 황급히 찾아오고 또 어떤 곳에서는 몸짓으로 메뉴를 설명해주곤 했다. 그리고 나면 우리는 작은 용기에 대한 보답으로 언제나 근사한 밥을 먹을 수 있었다

긴 머리를 엉망으로 묶은 남자와 보풀이 가득한 옷을 입고 다니는 여자의 조합은 꽤 인상적인지 식당에서는 대개 우리를 기억했다. 우리는 한번 마음에 들면 매일 같은 곳에 밥을 먹으러 갔다. 긴 여행에 지쳐 새로운 식당을 찾아 이곳저곳을 떠도는 일이 썩 달갑게 느껴지지 않았기 때문이었다. 우리가 질리도록 방문한 대만의 한 골목 식당은 현지인을 대상으로 장사를 하는 곳이었다. 저렴한 가격에 다양한 메뉴가 있는 그곳에서 우리를 제외하고 단 한 명의 관광객도 볼 수 없었다. 한자를 읽지 못하는 우리는 그 가게의 이름도 모르고 메뉴 이름조차 기억하지 못한다. 하지만 그곳에서 파는 볶은 돼지고기 소스에 비벼 먹는 국수가 정말 맛있어 몇 번이고 식당을 방문했다. 삼대가 같이 식당을 운영하는 그곳은 할아버지가 고기를 삶고 할아버지의 아들이 음식을 나르고 학교가 끝나 돌아온 아이들이 수저통을 채웠다. 알아들을 수 없는 대만 뉴스가 온종일 틀어져 있고 식당 한쪽에 소스통이 가지런히 정리된 그곳이 좋았다. 사람 냄새가 나는 식당이었다. 허름한 두 명의 여행자가 몇 번이고 식당을 다시 찾아오면 카운터에 있던 젊은 사장님은 꽤 놀라는 눈치로 우리를 반갑게 맞이해 주었다. 사장님은 추가 주문을 하지 않는데 음식의 양을 늘려 주고 후식으로 먹으라며 수줍게 귤 몇

개를 손에 쥐여주곤 했다. 귤을 맛있게 먹는 우리를 보고 한국에도 이렇게 작고 달콤한 과일이 있냐며 뿌듯한 얼굴을 하는 사장님을 보자 웃음이 나왔다. 그 작은 호의와 미소로 우리는 이미 넘치게 배가 불렀다.

우리는 그런 식으로 우리만의 단골 식당을 이곳저곳에 만들었다. 단골식당이 생긴 그 동네는 우리에게 이제는 낯선 장소가 아니었다. 그곳은 아주 친숙하고 그립고 아련한 우리만의 비밀장소가 되었다. 다시 한번 그 작은 식당에서 밥을 먹고 싶다. 편하게 옷을 입고 그 동네에서 아주 오래 산 사람처럼 식당에 들어가 그때 먹었던 음식을 다시 먹고 싶다. 식당에서 몇 년 전에 왔던 우리를 기억할까 내심 기대하면서 설레는 마음으로. 설령 우리를 기억하지 못한다고 해도 천연덕스럽게 웃으며 다시 단골손님이 되면 되니까 문제 될 것은 없다. 그럴 수 있다면 우리가 또 한 번 그럴 수 있다면 좋을 텐데.

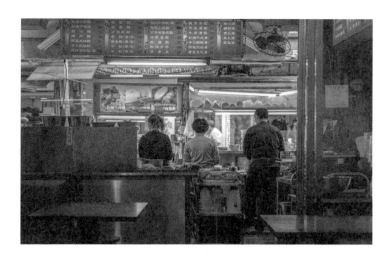

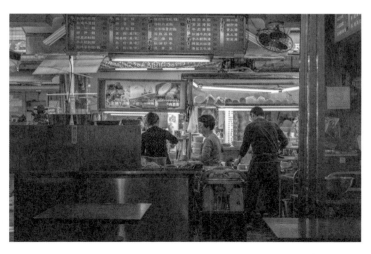

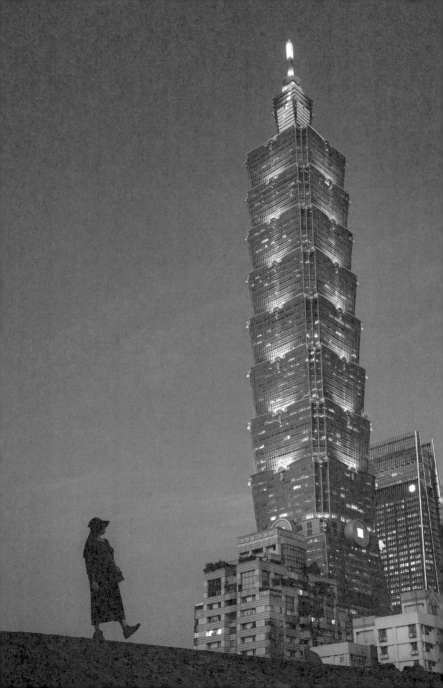

빨간 장바구니

아르헨티나에 위치한 페리토 모레노 빙하를 직접 본 순간 경이롭다는 말 이외에 할 수 있는 말은 없었다. 끝없이 펼쳐진 거대한 빙하의 장벽에 절로 숙연해졌다. 우리는 빙하를 둘러싼 산책로를 따라 한참을 걸었다. 금방이라도 비가 올 것 같은 날씨에 몸은 얼어붙었지만 빙하에서 눈을 뗄 수 없었다. 비현실적인 아름다움이었다. 아주 먼 미래에 우주에 갈 수 있다면 이런 느낌일까 싶었다. 눈이 시릴 정도로 푸른 빙하의 장벽은 몇 번이고 굉음을 내며 연약하게 부서져 내렸다. 떨어져 나온 빙하 조각이 산산조각이 되어 물속으로 사라졌다. 사라지는 순간까지 찬란한 그 모습에 넋을 잃고 말았다. 하지만 빙하 조각이 그렇게 떨어진다는 건 지구가 많이 아프다는 이야기이기도 했기에 마냥 감탄하며 그 모습을 바라볼 수는 없었다.

고작 며칠을 머물렀던 숙소의 작은 쓰레기통은 늘 가득 찼으며 우리는 쉼 없이 쓰레기를 만들었다. 늘 어쩔 수 없는 일이라고 변명하지만, 마음이 편하지 못했다. 겨우 두 명이 며칠을 먹고 잤을 뿐인데 생겨나는 쓰레기의 양은 생각보다 많았다. 인간은 살아 숨 쉬는 것만으로 지구에 엄청난 민폐가 아닌가 싶었다. 여행을 하면 몇 년 전에는 이곳이 이렇지 않았다는 이야기를 종종 듣는다. 관광객의 선크림 때문에 산호가 죽어가고 사막에 무허가로 생긴 캠프에서 내보내는 오염수가 지하수를 오염시키고 바다에 떠다니는 비닐을 거북이가 먹는다. 남 일이라고 생각했던 문제들을 여행하면서 수 없이 직면했다. 그 일들은 우리의 마음을 몹시 아프게 만들었다.

우리는 아름다운 장소에서 사진을 찍고 웃으며 그 시간을 기억했지만 늘 마음속 한구석이 불편했다. 우리가 즐기는 이 아름다운 풍경이 몇 년 뒤에도 온전히 보존될 수 있을 것이라는 확신이 들지 않았다. 사랑스러운 모든 것들이 조금이나마 우리 곁에 오래 머물길 바랐다. 그래서 우리는 여행을 떠나기 전에는 한 번도 써보지 않았던 장바구니를 사기로 했다. 아무리 게으른 우리라도 그 정도는 할 수 있다고 생각했다. 슈퍼마켓의 로고가 적힌 빨간 장바구니는 못생겼지만 의외로 실용적이었다. 우리는 장을 보러 가는 길에 늘 장바구니를 챙겼고 덕분에 비닐봉지 사용량을 줄였다는 작은 뿌듯함을 느낄 수 있었다. 하지만 고작 장바구니를 쓴다고 세상이 바뀌리라 생각하지 않았다. 여행

중 우리는 장바구니를 들고 다녔지만, 여전히 플라스틱 컵에 든 테이크아웃 커피를 마시고 설거지를 할 때 주방세제를 사용하며 플라스틱 통에 든 샴푸로 머리를 감았다. 하지만 아주 작은 부분이라도 바꾸고 싶다고 생각했다. 흰머리가 지긋한 나이가 되어도 지금 우리가 함께한 이 풍경을 다시 함께 볼 수 있으면 좋겠다고 생각했기 때문에 노력하고 싶었다. 그게 설령 아주 미미하더라도 이 찬란한 광경을 먼 미래에도 다시 볼 수 있다면 장바구니를 들고 다니는 일 정도야 얼마든 할 수 있었다. 이 세상의 모든 경이롭고 사랑스러운 풍경이 우리와 오래 함께하길 진심으로 기도했다.

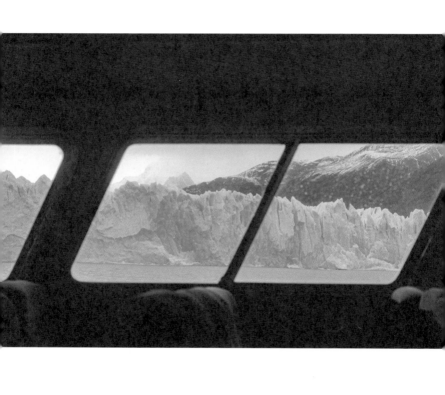

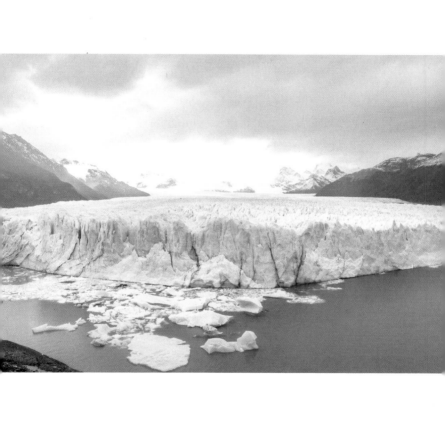

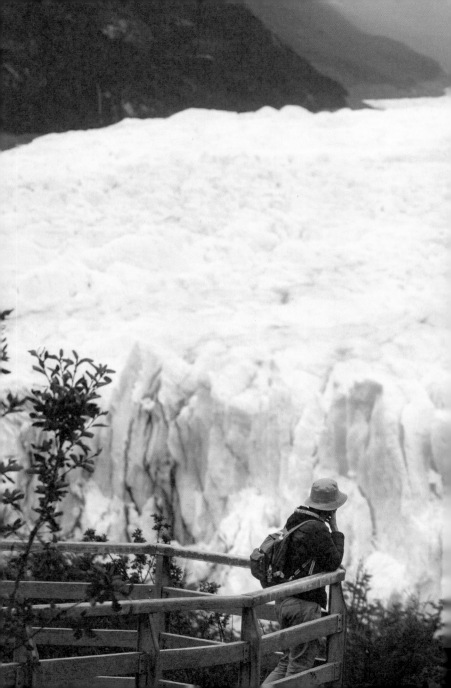

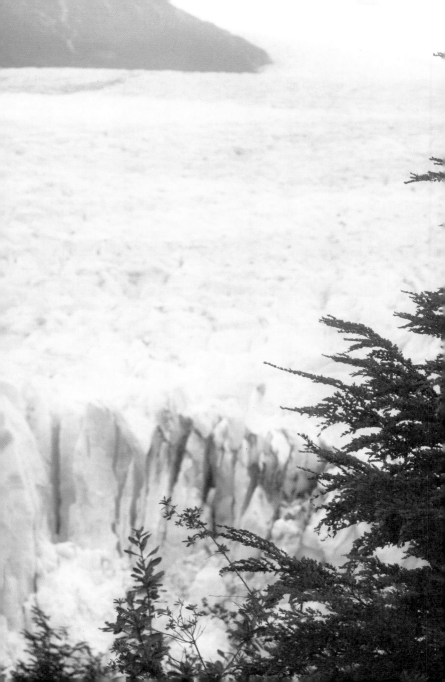

생일을 축하하는 방법

나에게 생일은 조금 우울한 날이었다. 생일에 딱히 좋은 기억이 없었다. 어린 시절 아무도 내 생일을 기억하지 못해 혼자 방에서 훌쩍였고 네 살 어린 동생에게 생일 케이크를 빼앗겨도 아무도 내 편을 들어주지 않아 서러웠다. 이외에도 곰곰이 생각해보면 특별히 좋은 기억은 없는 것 같다. 사실 생일이나 연말은 내가 지금 얼마나 행복한지 확인받는 기분이 들어 마음 한구석이 불편했다. 생일이라는 특수한 날에는 다들 행복한 것 같은데 나는 행복하지 않아서 비교되는 것 같았다. 그래서 버거운 인생을 핑계 삼아 생일은 큰 의미 없다고 넘겨버리는 것이 편했는지도 모르겠다.

너와 터키를 여행한 7월은 마침 내 생일이 있는 달이었다. 생일에 큰 의미는 없었지만, 돈을 쓰기에 이만한 명분은 없었다. 생일 무렵에 도착한 터키의 욜루데니즈는 세계 3대 패러글라이딩의 성지 중 하나라고 했다. 도대체 이 세계 3대라는 타이틀은 누가 정하는지 의심스럽고 믿음이 가지 않았지만, 그 타이틀을 제외하더라도 욜루데니즈는 하늘에서 푸른 바다와 산을 동시에 볼 수 있어 패러글라이딩하기 꽤 좋은 입지를 가지고 있었다. 그리고 한국에서 패러글라이딩하는 것 보다 가격이 저렴한데 안 할 이유는 없지 않은가. 그래서 나는 자신에게 주는 생일선물이라는 명분을 만들어 하늘을 날았다. 절벽에서 눈 깜짝할 사이에 뛰어내리니 순식간에 풍경이 바뀌었다. 발아래 빛나는 푸른 물결과 뜨거운 태양과 가까운 감각은 생경하지만 감동적이었다. 순식간에 하늘에서밖에 볼 수 없는 풍경이 바람을 타고 뺨을 스쳐 지나갔다.

꽤 괜찮은 하루였다. 날씨는 맑고 해보고 싶었던 패러글라이딩을 해봤으며 많이 웃었다. 생일을 핑계로 근사한 하루를 보냈다. 그런데 너는 그렇지 않았던 것 같다. 생일인데 근사한 케이크 하나 준비해주지 못해 내심 마음에 쓰였던 것 같다. 케이크야 먹어도 그만 안 먹어도 그만이었는데. 너는 초등학생 때 마지막으로 먹었던 것 같은 초콜릿 과자로 케이크를 몰래 만들어 방으로 들어왔다. 까맣게 탄 피부와 대조되는 구겨진 흰 반팔을 입은 너는 이 세상에서 가장 어색하고 부끄럽다는 표정으로 생일 축하 노래를 불러주었다. 생각지도 못한 어색한 장면에 웃음이 나왔다. 서른이 넘어서 과자로 만든 케이크를 받을 것이라고는 상상도 못 했는데. 그리고 넌 준비한 편지를 천천히 읽어 주었다. 짧은 단어와 단어 사이에 숨어있는 진심 어린 사랑과 애정이 느껴져 마음이 뭉클해졌다. 과자로 만든 엉성한 케이크와 짧은 편지 그리고 부서질 듯 날 안아주는 너. 오래된 에어컨이 요란스럽게 돌아가던 작은 방에서 난 이유도 없이 울음을 터트렸다. 그날은 나의 서른한 번째 생일이었다.

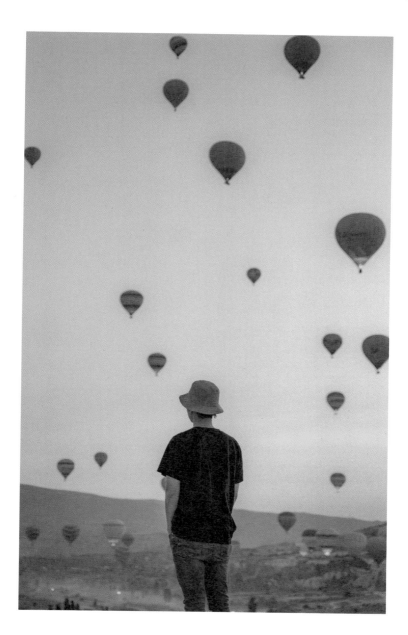

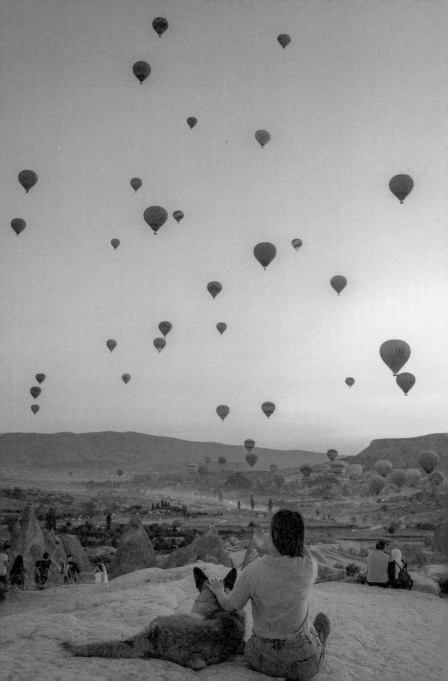

기억하자

슬로베니아의 블레이드 호수를 보러 갔을 때를 기억하니? 우리는 자동차 렌트를 할 생각을 못하고 버스를 타고 류블랴나에서 그곳까지 갔어. 류블랴나 버스 터미널에서 블레이드 터미널까지는 아주 쉽게 갈 수 있었지만 문제는 다른 곳에 있었지. 블레이드 호수를 제대로 보려면 버스 정류장에서 한 시간을 넘게 걸어야 한다는 것을 우리는 몰랐어. 알았으면 주저 없이 자동차 렌트를 했을 텐데 제대로 알아보지 않은 탓에 고생을 사서했지. 차가 있었다면 10분이면 갈 거리였지만 한참을 걸어야 했어. 그날의 블레이드 호수는 비가 내렸고 칼바람이 불어 몹시 추웠어. 거친 바람에 빗방울이 흩날려 얼굴과 머리가 엉망이 되어 버렸지. 사진에서 봤던 청명하고 빛나는 호수는 어디에도 없었고 추위를 피해 구석에 웅크리고 있는 백조와 오리만이 우리를 반겨 줄 뿐이었어. 설상가상으로 비가 계속 내려 벤치는 젖어 있어 앉을 곳도 없었어.

아름다운 호수를 바라보며 먹으려고 샌드위치도 미리 준비했는데 아무리 둘러봐도 먹을만한 장소가 없어 닫혀있는 어느 건물 처마 아래에서 샌드위치를 대충 입에 우겨 넣었어. 차갑고 눅눅한 샌드위치를 다 먹은 후 왜 그랬는지 모르겠지만 고집스럽게 걸었지. 그렇게 한참을 걷다가 신발과 양말이 다 젖고 온몸이 바들바들 떨릴 무렵 우리는 누가 먼저랄 것도 없이 돌아가자 말했어. 그날의 우리는 너무 지쳤고 추웠고 힘들었어. 도망치듯 카페에 들어가 커피 두 잔을 시켜 겨우 손을 녹이고 숙소로 돌아갔어. 그리고 인생에서 가장 따뜻했던 커피를 이야기하면 블레이드 호수에서 마셨던 커피를 제일 먼저 떠올리게 되었어.

돌이켜 생각해봐도 그날은 엉망이었고 최악인 하루였어. 하지만 우리가 종종 그날 마셨던 커피가 얼마나 따뜻했는지 이야기 하는 것처럼 앞으로도 서로의 온기가 얼마나 큰 위로가 되었는지를 기억하기로 하자. 아무리 엉망인 하루라도 함께라면 하루의 끝에서 마음을 녹일 수 있을 테니 엉망인 하루 속에서 시시하지만 따뜻했던 작은 순간을 기억하자. 그 기억이 비 내리는 날 우리의 지붕이 되어 줄 꺼야. 그러니 우리 함께 걸었던 그 순간들을 꼭 기억하자.

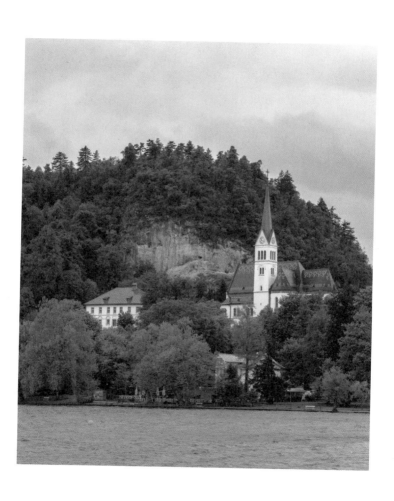

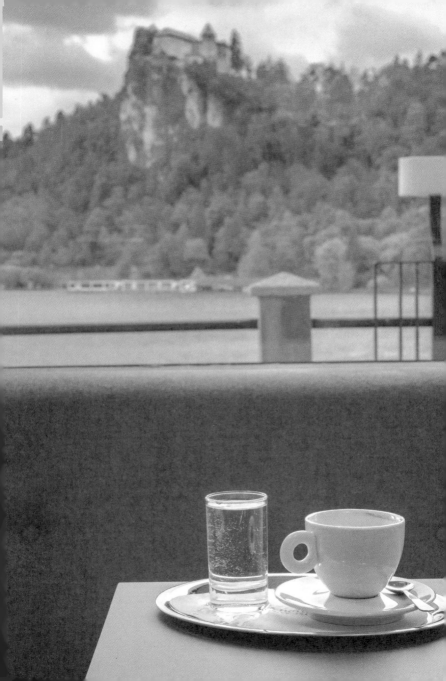

여전히 넌 내가 예쁠까

커다란 배낭과 낡고 더러운 운동화. 선크림도 차마 막아주지 못해 생긴 기미와 잔주름. 예전과 비교해 불어난 체중과 미용실을 가지 못해 얼룩덜룩한 머리카락. 늘어난 속옷과 까맣게 그을린 피부. 쪼리 자국이 선명한 못생긴 발등. 마구잡이로 구겨진 반팔에 살짝 생긴 구멍을 애써 모르는 척하고 대충 입는 나. 여행하는 나는 빈말로도 예쁘다고 말할 수 없는 상태라는 것을 누구보다 잘 안다. 그래서 가끔 너랑 여행하는 게 잘하는 일인가 싶기도 했다. 이런 모습을 보여줘도 괜찮은지 싶어서 슬그머니 걱정이 차올랐다. 가끔은 거울을 보고 깜짝 놀라 네가 날 싫어하면 어쩌지 싶다가도 한결같이 날 보고 웃어주는 너의 모습에 안심한다. 너는 날 보고 웃는다. 시선이 느껴져 뒤돌아보면 넌 항상 나를 보고 웃고 있었다. 이런 날 보고 예쁘다고 하루에도 몇 번을 말해주고 사랑한다고 말한다. 너의 카메라에는 내 사진이 가득하다. 사진 찍는 일이 익숙하지 않은 나의 어색한 웃음조차 사랑스럽다고 말하는 너. 너의 사랑은 땀과 먼지로 범벅이 된 나의 모습을 끌어안는다. 우리는 낡은 숙소의 더블 침대 위에서 마치 오래 보지 못한 연인처럼 입을 맞추고 허리를 감싼다. 너의 손은 뜨겁고 조심스러워서 늘 나를 처음 만지는 것 같다. 낡고 늘어진 속옷이 벗겨지고 태양에 타지 않은 흰 속살이 침대 위에 뉘어질 때 우리는 조용히 눈을 감고 서로를 찬찬히 음미한다. 혹여 싱글 침대에 머물게 되는 날이면 굳이 그 좁은 싱글 침대 위에 둘이 누워 종일 나눠도 모자란 대화를 나눴다. 여행을 떠난 우리는 종일 붙어 있어도 시간이 너무 짧게 느껴져서 쉬지 않고 가슴속에 있는 숨겨진 문장들을 나누고 또 나눴다. 여행하는 나는 엉망이었고 너 또한 엉망이었다. 나는 너의 머리를 잘라주고 짓궂게 장난을 쳤다. 지저분하게 자란 너의 수염과 덥수룩한 머리 까맣게 그을린 너의 피부와 너의 작은 손을 만지고 또 웃었다. 그때마다 넌 내가 예쁘다고 말했다. 이 세상에서 가장 예쁘다고. 그곳이 녹물이 나오는 이집트 어느 바닷가의 숙소였든 창문 하나 없었던 볼리비아의 숙소였던 방에 돌아오면 부서질 듯 날 꼭 안아주었던 너. 그런 너에게 다시 물어보고 싶다. 여전히 내가 가장 예쁜지. 수많은 밤과 수많은 발걸음을 함께 했던 그 시절의 너는 지금도 그대로인지.

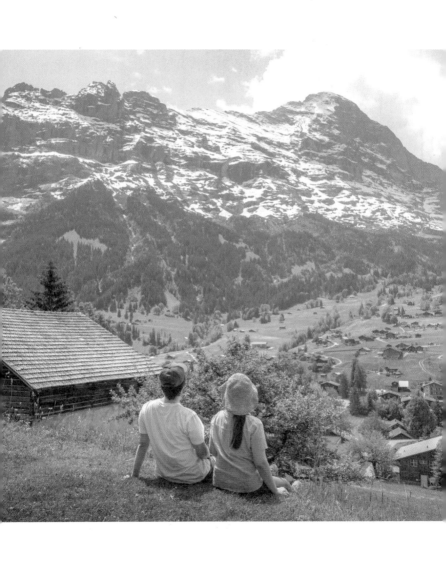

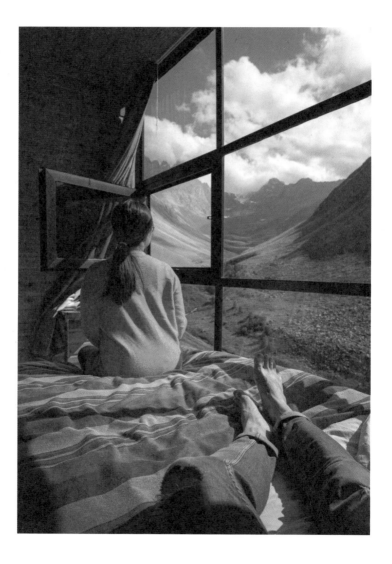

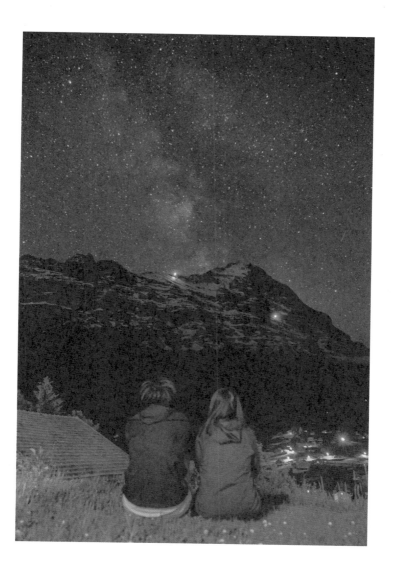

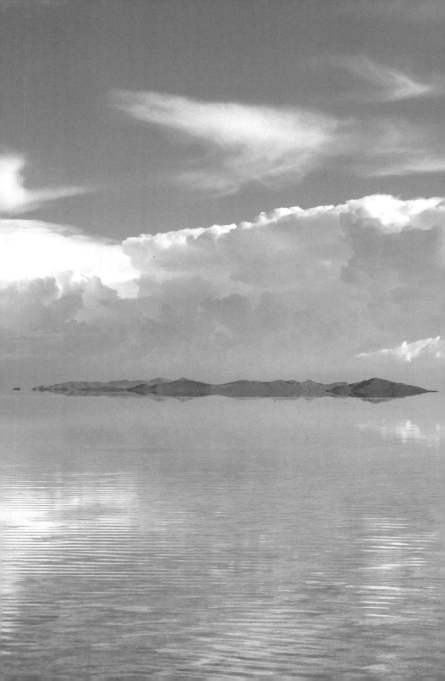

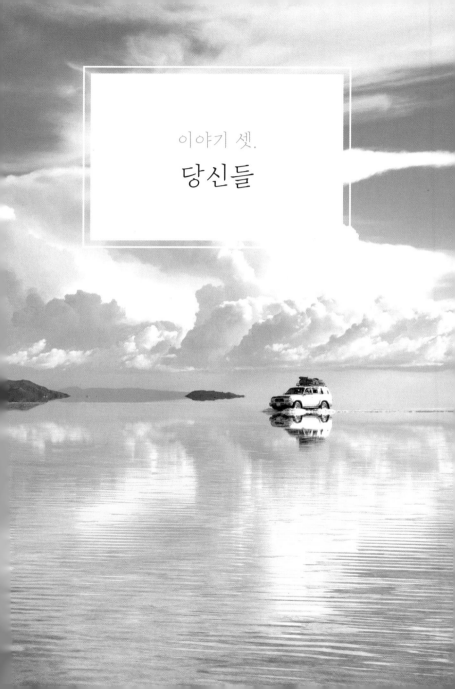

이야기 셋.

당신들

비냘레스는 어떤 곳인가요

이 글은 지구상에 비냘레스라는 작은 시골 마을의 존재를 모르고 있는 당신을 위한 편지입니다. 비냘레스는 쿠바의 수도 하바나에서 차로 2시간 정도 떨어진 작은 시골 마을입니다. 비냘레스에는 쿠바의 상징과도 같은 화려한 색감의 올드카, 거친 파도가 부서지는 말레콘은 없습니다. 하지만 시골만의 조용하고 소박한 매력이 있습니다. 시골에서 오래 살았던 당신에게는 이 풍경이 그리 특별하지 않을 수 있겠지만 어쩐지 이곳은 우리가 함께 시간을 보냈던 장소와 닮아있어 저는 꽤 마음에 들었습니다.

놀랍게도 숙소에서는 원시림으로 뒤덮인 웅장하고 멋있는 바위산이 보입니다. 나는 숙소 복도에 놓인 흔들의자에 앉아 그 산을 멍하니 바라보며 하루의 대부분을 보냅니다. 그러다 배가 고파지면 슬리퍼를 끌고 읍내로 내려가서 3쿡(3,300원)이면 먹을 수 있는 토마토스파게티를 주문합니다. 솔직히 말하자면 그 스파게티의 맛은 학교 급식에서 나왔던 맛없는 스파게티보다 조금 더 맛이 없습니다. 심지어 밥을 먹다 보면 가끔 정체를 알 수 없는 비닐이 같이 나오기도 합니다. 하지만 이곳 쿠바, 비냘레스에서는 내가 좋아하는 떡볶이도, 순두부찌개도 없으니 그저 음식에서 나온 비닐을 슬며시 빼내고 밥을 먹는 수밖에요. 그렇게 반쯤 포기한 상태로 밥을 먹다 길거리에서 사이좋아 보이는 두 사람을 보았습니다. 애틋하게 손을 꼭 잡고 길을 건너는 그 모습을 보니 한국에 두고 온 당신이 생각났습니다. 그래서 나도 모르게 코끝이 찡해지고 눈시울이 붉어졌습니다. 애써 버리고 온 평범한 일상을 이곳 비냘레스에서 떠올렸습니다. 이유는 알 수 없지만, 아무것도 없는 이곳에서 시간을 보내고 있노라면 아무런 이유 없이 그 시절이 사무치게 그리워집니다. 돌이켜 생각해보면 그 시간은 지겨웠고 아주 끔찍해서 자주 울었지만 뒤돌아 생각해보면 나름 사랑스러웠던 것 같습니다.

비냘레스는 정말 아무것도 할 것이 없습니다. 그렇기에 살아있는 닭을 포대에 담아 가는 아저씨나, 맨발로 공을 차는 아이들을 유심히 구경하다 한국에 두고 온 평범한 일상을 다시 떠올리게 되는 신기한 장소입니다. 비냘레스는 신기하게도 그런 곳입니다. 그곳에서 저는 맛없는 밥을 툴툴거리며 먹거나 외장하드에 저장된 한국 드라마를 몰아보고 있습니다. 그렇게 저는 잘 지내고 있으니 당신도 내가 뒤로 두고

여행이 아니었으면
좋았을 텐데

127

온 그곳에서 건강히 잘 있으면 좋겠어요. 보고 싶어요. 또 연락할게요.

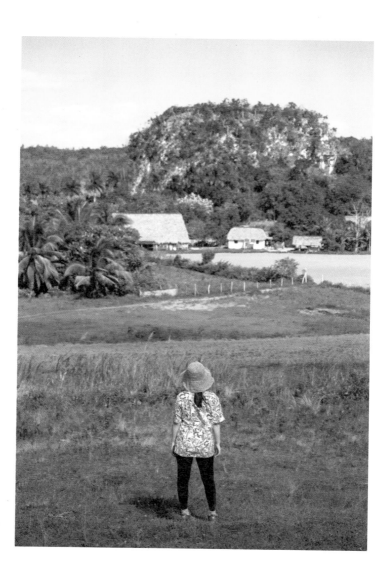

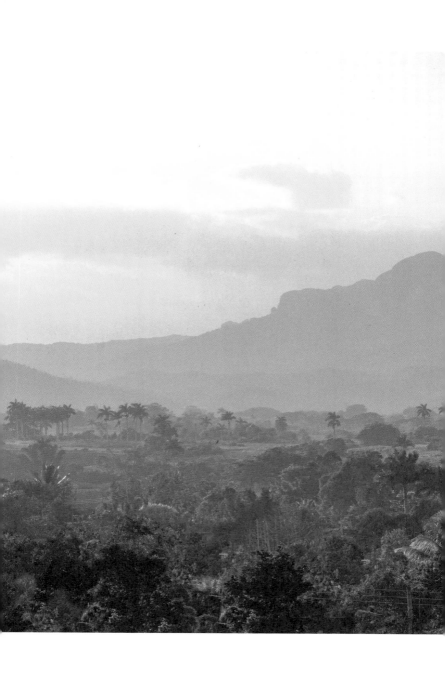

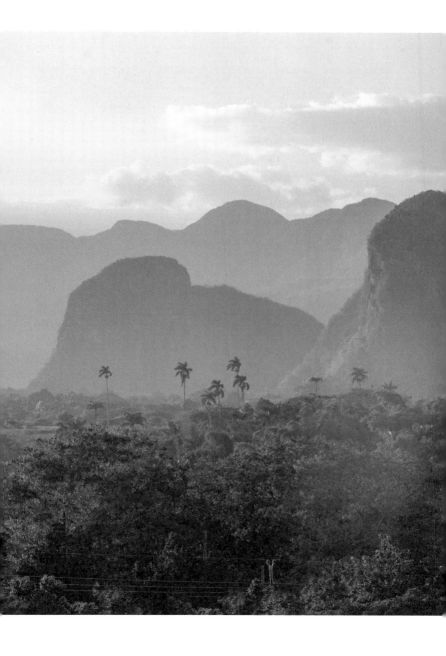

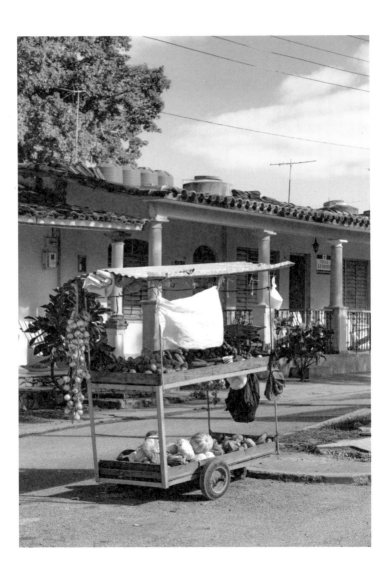

3,300원과 26,000원

이스라엘이 비싸다 했지만, 이 정도로 비싼 줄은 몰랐다. 슈퍼마켓에서 감자 낱개 한 개 1,500이라는 가격을 보고 놀라서 몇 번이고 가격을 확인했다. 감자를 장바구니에 넣으며 식당에서 밥을 먹겠다는 생각은 일찌감치 접었다. 몇 번이나 장바구니에 든 식료품 가격을 확인하며 궁색하게 장을 봤다. 예루살렘에 도착한 첫날 밤 스파게티 면을 삶아 케첩을 뿌려 먹었다.

숨을 못 쉴 정도로 뜨거운 태양과 비싼 물가, 세시간을 기다려 겨우 받은 고달픈 입국 심사 그리고 기대한 만큼 종교적 감동이 없는 예루살렘에 실망한 나는 금방 지쳐버렸다. 물가가 비싼 여행지를 처음 온 것도 아닌데 이상하게 기운이 나질 않아 뭘 해야겠다는 생각이 들지 않았다. 기운이 없었지만, 교통비가 아까워 많이 걸었다. 교통비를 아껴 과자라도 하나 더 사 먹자는 생각을 했지만, 살인적인 더위를 생각하면 그 생각은 썩 좋은 생각은 아니었다. 너와 나는 그 길을 걸으면서 많은 이야기를 나눌 수 있었지만 그러지 못했다. 잔뜩 지쳐버린 우리는 다정한 말한마디 건네는 일이 버거웠고 그저 샘솟는 짜증을 겨우 참는 것이 서로를 위한 최선이었다. 더위에 지친 나는 길가에 주저앉아 어린아이처럼 떼를 쓰며 한바탕 울음을 터트리고 싶어졌다. 먹고 싶은 과자 하나 마음 놓고 사지 못하는 데 뭐가 좋다고 여행을 계속하는 걸까. 다 의미 없는 일 아닐까 하는 생각이 머릿속에서 꼬리를 물어 날 괴롭혔다.

그때 나와 같이 지쳐 보이는 한 여자가 말을 걸어왔다. 그녀는 오늘 예루살렘을 떠나 다른 도시로 이동해야 하는데 지갑을 잃어버렸다고 했다. 그러니 조금이라도 도와달라며 눈물을 글썽거렸다. 평소 같으면 여행자들에게 사기를 치는 사람이라고 생각하며 가볍게 무시하고 지나갔을 텐데 어째서인지 그날따라 선뜻 무시할 수 없었다. 지쳐 보이는 얼굴을 보자 안쓰러운 마음이 들었다. 짧은 시간 아주 많이 고민하다 10세켈 (3,300원) 동전을 꺼내 그녀에게 건네주었다. 하지만 그녀는 기대에 못 미치는 적은 금액에 실망한 모양이었다. 그녀는 싸늘한 눈빛으로 우리를 번갈아 보더니 고맙다는 말 한마디 없이 자리를 떠났다. 5.9 세켈(2,000원)의 버스비가 아까워서 뙤약볕을 한창 걷고 있던 우리에게 그 돈은 적은 금액이 아니었다. 3,000원을 건네고 큰 감사를 바랐던 것은 아니지만 그렇다고 이런 냉담한 반응을 기대하지도 않았던 것은 사실이었다. 순식간에 사라진 그녀의 뒷모습을 보며 분노했다. 호의를 베풀지 않았으면 아무 일 없었을 텐데 괜한 일을 해서 하루를 망친 기분이 들었다.

이와 반대로 이탈리아 어느 작은 도시에서 20 유로(26,000원)를 주운 적이 있었다. 그 돈을 마땅히 돌려줄 방법이 없어 그 돈은 고스란히 내 지갑으로 들어왔다. 신나기는 했지만, 그 일이 내 하루를 좌지우지할 만큼 기쁜 일은 아니었다. 하지만 이스라엘에서의 나는 3,000원을 손해 봤다고 종일 마음이 불편하고 화가 났다. 나라는 사람은 작은 상처를 너무 오래 기억하고 좋았던 일은 너무 쉽게 잊어버린다. 나에게 오는 행운은 당연하지만 작은 생채기는 커다란 비극처럼 받아들여 자신을 갉아먹는다. 그렇게 사라진 3,000원 정도야 내가 감당 할 수 있는 불행이었는데 겨우 그 일 하나 때문에 온종일 불행했다. 만약 그 일이 없었다면 이스라엘을 조금은 좋아할 수 있지 않았을까.

어른이 되면 이런 감정은 쉽게 훌훌 털어 버릴 수 있을 것 같았지만 아직도 나는 한 뼘도 자라지 못한 어린아이 같았다. 고작 3,000원에 불행한 얄팍한 마음이 나를 괴롭혔다. 너는 사소한 불행은 빨리 잊어버리고 대신 행복한 일을 잔뜩 만들면 된다고 말했지만, 그날의 난 그러지 못했다. 냉담한 표정을 지었던 그녀는 내가 쥐여준 동전과 함께 목적지까지 잘 도착했을까. 3,000원에 불행한 내 마음은 여전히 쓰라렸다.

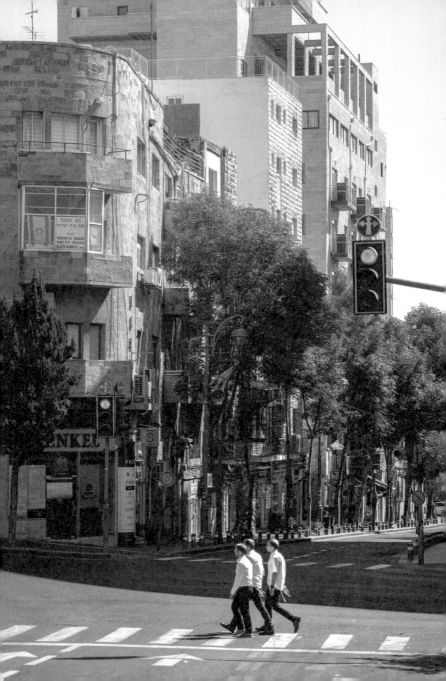

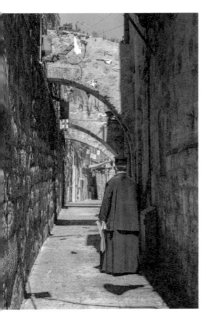

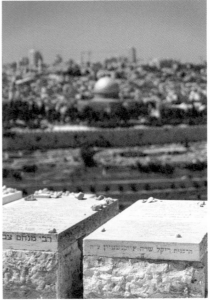

밥 한번 같이 먹어요

    살면서 밥 한번 같이 먹자는 의례적인 인사를 지킨 적이 몇 번이나 있던가. 이 흔한 인사가 우리를 같은 식탁에 마주 앉혀 뜨거운 밥 한술 삼키게 한 적은 있었나. 기억도 나지 않을 밥 한번 먹자는 약속들은 입 밖에 나오는 순간 무의미하게 사라진다. 그 약속이 사라진들 누구 하나 신경 쓰는 사람들이 없었기에 의미 없는 약속은 잊혀질 뿐이었다. 그런데 놀랍게도 여행자들은 이 아무런 의미 없는 허망한 약속을 지킨다. 약속을 지키기 위해서 낯선 이에게 마음을 열고 시간을 쓴다. 공항에서 우연히 만나 앞으로의 여정이 비슷하다는 사실을 알게 되었거나 투어를 함께 했다는 이유 하나만으로 여행자들은 쉽사리 마음을 열고 밥 한번 같이 먹자는 말을 뱉어버리고 만다. 그 이야기가 수면위로 올라오면 여행자들은 단숨에 구체적인 시간과 장소를 이야기하며 바로 약속을 잡곤 한다. 혹 지금 약속을 잡지 못하더라도 다음 도시에 도착하면 연락할게요 라며 다음 만남을 기약한다.

　밥 한번 먹자는 말이 이렇게 쉽고 당연하게 지켜졌던 적은 한 번도 없었다. 하지만 길 위에서 만난 이들은 당연한 것처럼 시간을 내어 함께 밥을 먹었다. 목이 늘어난 반팔, 검게 그을린 피부, 덥수룩한 수염 그 어느 것도 이 유쾌한 시간을 방해하지 못했다. 어쩌면 수많은 여행자는 이 순간을 기대하면서 익숙한 장소를 훌쩍 떠나는 것일지도 모른다. 기차 옆자리에서 생기는 가슴 떨리는 로맨스는 없을지라도 누군가와 허물없이 따뜻한 밥을 먹는 그 순간이 그리워서 굳이 여행을 떠나는 것일 수도 있겠다. 쿠바에서 먹었던 맛없는 식사, 갈라파고스에서 먹었던 생선과 우유니에서 먹었던 라면, 리우데자네이루에서 먹었던 초밥, 부다페스트와 트빌리시에서 마셨던 커피, 다합에서 함께 먹고 마셨던 밤, 그 무엇 하나 따뜻하지 않은 순간이 없었다. 우리는 이 보잘것없는 이 순간을 오래 기억하기 위해 무거운 배낭을 멘다. 그리고 우리의 기억은 당신들과 함께 나눈 식탁에서 완성된다.

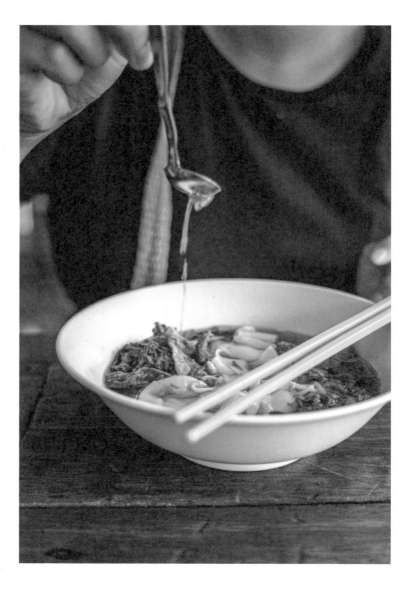

갈색 가디건

볼리비아의 수도 라파즈에서 공항을 가기 위해 택시를 불렀다. 치안이 불안하다는 이야기가 많아 버스보다는 택시를 타고 이동하는 게 안전할 것 같았다. 당연히 버스보다 택시가 비싸지만 별다른 방도가 없었다. 배낭에 대충 짐을 구겨 넣고 숙소에서 택시를 기다렸다. 낯선 나라에서의 이동은 늘 긴장되고 무서웠다. 하지만 그 두려움조차 감수하겠노라고 떠난 여행이었기에 불평할 수 없었다. 그저 최대한 조심할 뿐. 내가 할 수 있는 일은 그것뿐이었다.

잠시 뒤 흰머리가 지긋한 택시 운전사 아저씨가 숙소 앞으로 도착했다. 얼핏 봐도 나이가 꽤 많아 보이는 운전기사 아저씨는 택시를 불러준 숙소 주인과 몇 마디의 대화를 주고받은 뒤 트렁크를 열었다. 그는 아주 익숙한 동작으로 짐을 트렁크에 싣고 공항으로 향했다. 스페인어를 할 줄 모르는 나와 영어를 할 줄 모르는 운전기사 아저씨 사이에는 적막이 흘렀다. 우리는 별다른 대화를 이어나가지 못하고 서로의 역할에 충실하게 한 사람은 운전하고 또 한 사람은 멀뚱멀뚱 앉아있었다. 보통 이동할 때 창밖의 풍경을 바라보지만, 그날따라 택시 이곳저곳을 살펴보고 싶었다. 택시는 낡았지만 깨끗했다. 아주 오랜 시간 소중하게 관리를 한 것 같았다. 아저씨는 도톰한 갈색 가디건을 입고 있었는데 그 가디건은 택시와 마찬가지로 아주 오래된 것 같았다. 하지만 소매는 보풀 하나 없이 단정하게 관리되어있었다. 나는 보풀이 일어난 가디건을 그냥 입는 경우가 종종 있어 나와 다른 멀끔한 그 소매가 몹시 인상적이었다. 그 모습에 흥미가 생겨 조심스레 아저씨의 뒷모습을 관찰했다. 거친 손등, 수북한 흰머리, 깨끗한 자동차 시트를 찬찬히 살펴봤다. 그러다 문득 운전기사 아저씨가 궁금해졌다. 얼마나 오래 운전대를 잡았는지 그 가디건은 누가 고른 것 인지 그런 사소한 이야기를 묻고 싶었다. 하지만 그럴 수 없었다. 볼리비아를 떠나면서 한참 그 갈색 가디건을 입은 기사 아저씨를 생각했다.

나에게 스쳐 지나가는 그 사람이 가진 이야기가 궁금했다. 아무도 기억하지 못하는 평범한 한 사람의 이야기는 지나온 세월만큼 투박하지만, 조심스레 들여다보면 따뜻할 것 같았다. 하지만 그 이야기는 그 누구도 기억하지 못할 것을 너무나 잘 안다. 스쳐 지나가는 내 모습 또한 누군가의 기억에 남아 있을까. 누군가는 평범한 나를 기억해줄까.

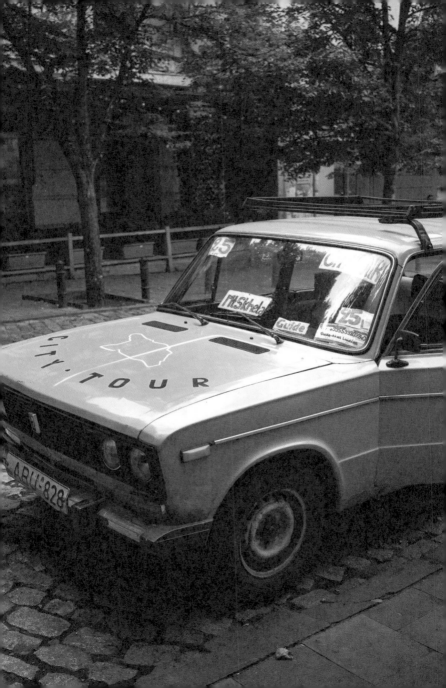

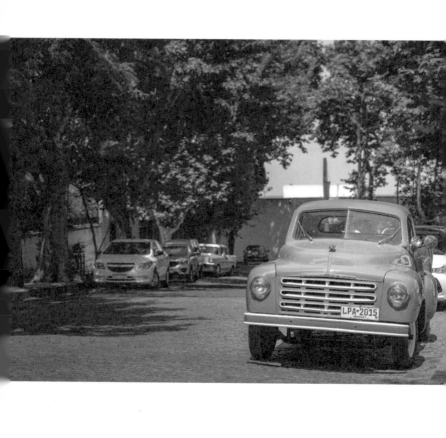

팔찌 파는 10살

열 살 무렵 나는 매일 용돈으로 500원을 받아 슬러시를 사 먹고 남는 돈으로 만화책을 빌려보거나 스티커를 사곤 했다. 엄마가 가지고 싶은 비싼 바비 인형을 사주지 않아서 슬픈 것 빼고는 어디서나 볼 법한 평범한 초등학생이었다. 옛 잉카 왕국의 수도 쿠스코에 사는 초등학생이라고 나와 다를까 싶었다. 달콤한 군것질거리와 좋아하는 장난감이 있다면 행복할 나이. 열 살은 그런 나이라고 생각했다.

쿠스코 길거리에는 알파카 열쇠고리와 실로 만든 팔찌를 파는 어린 아이들이 많았다. 관광객이 많이 모여있는 아르마스 광장과 식당 주변을 떠돌며 물건을 팔고 있는 아이들의 뺨은 추위 때문에 빨갛게 상기되어있었다. 열쇠고리와 팔찌의 가격은 1솔(330원)로 굉장히 저렴했지만 좀처럼 판매되지 않았다. 그도 그럴 것이 쿠스코에는 그럴싸한 기념품 가게가 즐비해 있고 팔찌와 열쇠고리 정도는 물건을 많이 사는 손님에게 서비스로 주기도 했기 때문이다. 광장에서 호객행위를 하는 아이들의 목소리를 그 누구에게도 닿지 못했다. 하룻밤 사이 아이들은 몇 번의 거절을 당했을까. 수많은 거절과 외면이 울고 싶을 정도로 마음을 아프게 했을까. 하지만 안타깝게도 나 또한 팔찌와 열쇠고리가 필요하지 않았다. 긴 여행 기간 중 매번 기념품을 사다가는 감당 못 할 정도로 짐이 늘어날 것이기 뻔했기에 나 역시 아이들의 눈을 애써 피하고는 했다.

내가 머물던 숙소 앞에 매일 밤 할머니와 함께 팔찌, 모자와 같은 기념품을 파는 어린 남자 소년이 있었다. 매일 밤 소년은 바닥에 쪼그려 앉아 팔찌와 열쇠고리를 팔기 위해 애쓰고 있었다. 사실 그곳에서 기념품을 살 생각은 없었지만 매일 같은 자리에서 만나는 그 소년의 눈을 피하기가 머쓱해 대충 괜찮아 보이는 팔찌를 하나를 골랐다. 그날따라 추위에 빨갛게 얼어버린 소년의 뺨이 더욱 붉어 보였다. 소년이 다시 팔찌를 팔려고 한다면 난 이미 팔찌를 사서 더 살 수 없다며 거절을 할 요량이었다. 하지만 그날 이후 소년은 더는 나에게 물건을 팔려고 시도하지 않았다. 소년은 숙소로 돌아오는 나를 발견하면 마치 친구를 만난 것처럼 활짝 웃으며 반갑게 인사를 건넸다. 겨우 팔찌를 하나를 샀을 뿐인데 날 친구처럼 대해줬다. 그 친절에 놀라 엉겁결에 인사를 하며 못하는 스페인어로 더듬거리며 몇 살 인지 물어보았다. 열 살이라고 씩씩하게 말하는 소년은 말을 이어나갔지만, 스페인어를 못 하는 나는 그 말을 알아 들을 수 없었다. 걱정스러울 정도로 얇은 옷을 입고 차가운 바닥에 앉아 씩씩하게 물건을 팔고 있었던 그 아이의 꿈은 뭐였을까. 좋아하는 운동은 뭐고 좋아하는 음식은 뭐였을까. 미처 건네지 못한 질문들이 마음에 울렁거려 코끝이 시큰거렸다.

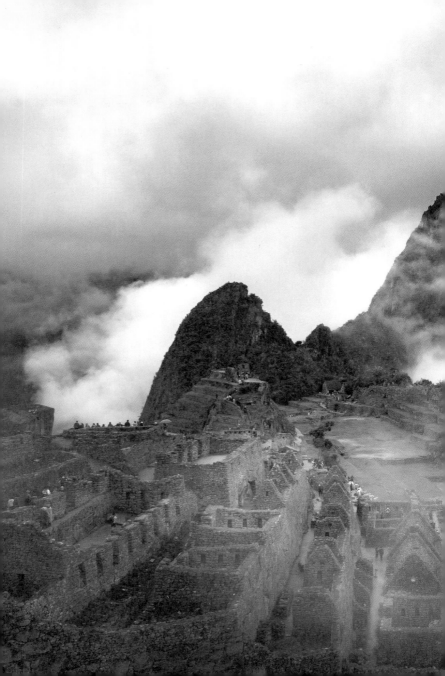

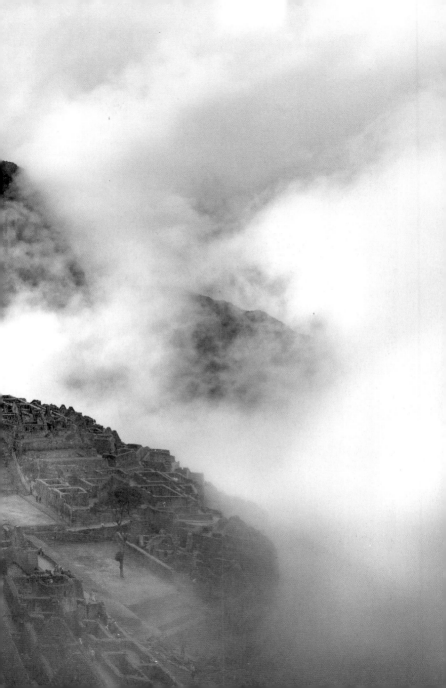

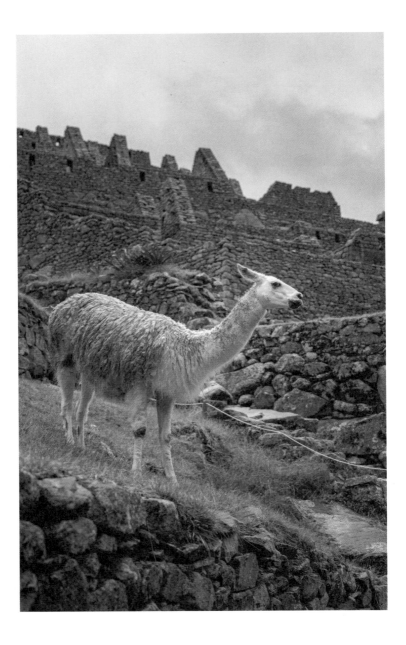

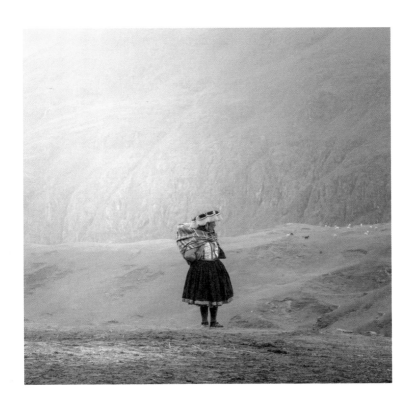

소금사막을 즐기는 방법

한 살이라도 어릴 때 여행을 떠나라는 말은 나이를 먹을수록 사람이 건조해지기 때문이리라. 마음이 건조해진 인간은 쉬이 감동하지 못하고 좋은 것을 봐도 그것보다 더 좋은 것들을 떠올린다. 여기보다는 예전의 그곳이 더 멋있지. 이 식당보다는 그때 먹었던 식당이 분위기도 좋고 맛있지. 너무나 쉽게 내뱉는 말들은 우습게도 현재의 나를 행복하게 만들어주지 못한다. 현재를 온전히 즐기지 못하게 되었을 때 우리는 나이를 먹었다는 사실을 실감한다. 하지만 나이를 먹는 일은 꼭 나쁘지만은 않다. 나이를 든다는 것은 나도 몰랐던 새로운 나와 만나는 일이기도 했다.

여섯 명이 한 팀이 되는 볼리비아의 소금사막 투어에 참여했다. 우기에 우유니 소금사막은 하늘을 비추는 이 세상에서 가장 커다랗고 아름다운 거울이 된다. 하늘과 땅의 경계가 모호해지는 그곳에서 관광객들은 수많은 사진을 남긴다. 그래서 사진을 잘 찍는 가이드가 인기가 많았다. 발 빠른 한국인들 사이에서는 어느 가이드와 함께 투어를 나가면 마음에 드는 사진을 남길 수 있다는 정보가 돌았다. 하지만 공교롭게도 우리가 함께한 가이드는 이제 막 일을 시작해 열정은 있지만, 사진에 능숙하지 못했다. 그러나 재미있게도 함께 투어에 참가한 세계 일주를 하고 있다는 호주 커플, 이혼하고 여행을 시작한 중국인 여행자와 얼마 전 가방을 도둑맞았다는 한국인 여행자 H 그리고 몇 개월째 여행하느라 남루해진 우리 여섯 명은 그 누구도 가이드가 찍어주는 사진에 크게 관심이 없었다. 이 여섯 명은 스스로 몇 장의 사진을 찍고 소금사막을 걷다 멈춰서 풍경을 멍하니 바라보고 대화를 나눴다. 가이드가 찍어 준다는 사진을 몇 번이고 거부한 특이한 여행자들 때문에 가이드는 적잖게 당황한 모양이었다. 소금사막 투어는 반영과 원근감을 이용해 독특한 사진을 잔뜩 찍는 것이 핵심이었고 좋은 사진을 많이 찍어줘야 가이드가 좋은 평점을 받을 수 있었다. 하지만 이와 정반대로 행동하는 우리들을 본 가이드는 혹시 재미가 없어 그러는지 물어보며 걱정스러운 눈빛으로 사람들의 표정을 살폈다. 근심이 가득한 가이드를 달래며 이런 방식으로 소금사막을 즐기는 사람들도 있는 법이라며 너스레를 떨었다. 이 이상한 여행자들은 사진을 찍는데 많은 시간을 쓰지 않고 알록달록한 플라스틱 의자에 앉아 노을을 기다렸다. 한국인 여행자 H는 호탕하게 웃으며 같이 마시자며 준비해온 맥주를 건넸다. 그날의 우리들은 일몰을 기다리며 미지근한 맥주를 마시고 소금 결정으로 엉망이 된 바지를 보며 웃음을 터트렸다. 나이를 먹으면 이런 식으로도 여행을 즐기는 법이라며 이야기를 나누는 그때 온 세상이 붉게 물들기 시작했다. 다시는 없을 아름답고 완벽한 순간이었다.

어쩌면 나이를 먹는다는 건 이전과 다른 방법으로 무엇인가를 즐길 수 있게 된다는 것일지도 모르겠다. 나이를 먹는다는 것은 황홀하게 멋있는 장소에서 적당히 사진 몇 장을 찍고 불편한 플라스틱 의자에 앉아 수다를 떠는 재미를 알게 되는 것. 20대의 나라면 시간이 아깝고 본전을 뽑지 못하는 것 같아 한 장의 사진이라도 더 찍으려고 애썼을 텐데 30대의 나는 그때의 나와 달랐다. 앞으로 내가 느끼게 될 세상도 어쩌면 지금과 많이 다르겠지 싶었다. 마흔의 내가 소금사막에 온다면 나는 어떤 방법으로 이 근사한 풍경을 즐기고 있을까. 아무리 궁금해도 지금은 알 도리가 없으니 설레는 마음을 품고 천천히 기다리는 수밖에.

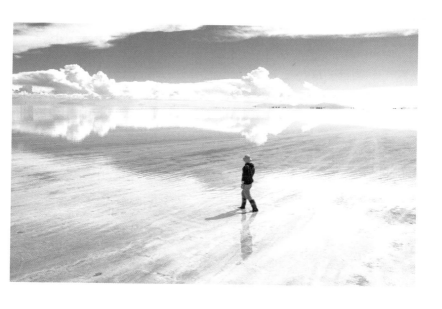

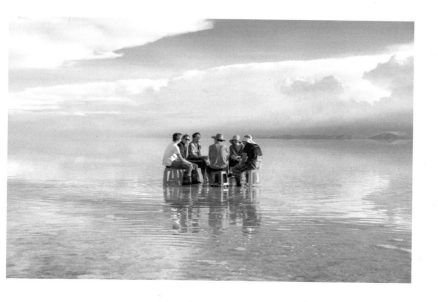

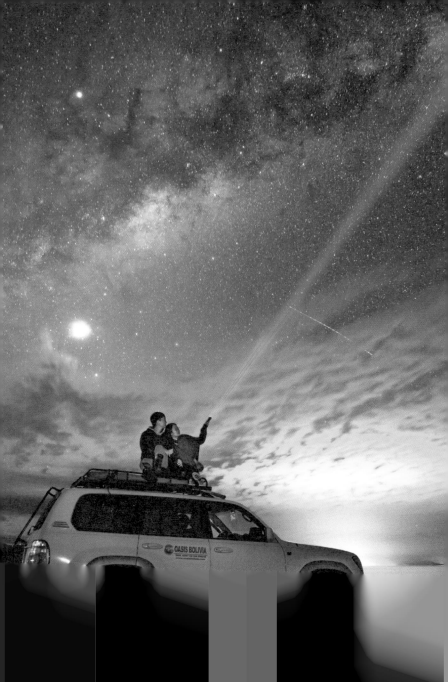

다시 한번 몽골에 간다면

　겨울로 넘어가는 문턱에서 만난 우리들은 낯선 땅에서 열흘의 시간을 함께 보냈다. 돌이켜 생각해보면 사는 곳도 하는 일도 전혀 다른 우리는 어떻게 긴 시간 동안 함께 밥을 나눠 먹고 씻지 못해 엉망이 된 모습을 보여주며 마음을 나눌 수 있었을까. 그날의 몽골에는 쏟아지는 별도 당장이라도 뛰어가고 싶은 푸른 초원도 없었다. 밤하늘에 뜬 커다란 보름달 덕에 별들은 자취를 감췄고 넓은 평지 위로 내린 눈 때문에 풀들은 얼어붙었다. 10월의 몽골 공기는 너무 차갑고 아려서 단 한 번의 숨으로 폐가 얼어붙었다. 손난로의 온기가 순식간에 사라질 정도로 추운 날들이 계속되었다. 얼어붙은 몸을 녹이기 위해 몽골의 전통 가옥 게르에서 불을 피우고 라면을 끓여 먹었다. 다행스럽게도 몽골의 슈퍼마켓에서 한국 라면을 살 수 있었다. 얼어붙은 몸을 녹이는데 라면 만한 음식은 없었다. 둥그렇게 둘러앉아 먹는 라면 몇 젓가락에 금방 온기가 돌았고 웃음이 났다. 우리는 하루의 시작과 끝을 함께했고 처음 만난 서로를 위해 한국에서 챙겨온 비상식량을 나눠 먹었다.

몽골에서 할 수 있는 일은 많이 없었다. 하루에 몇 시간씩 비포장도로를 달려 겨우 마을에 도착하면 기절하듯 잠이 들었다. 뜨거운 물이 없어 감지 못한 머리를 대충 수습하고 멍하니 지나가는 양이나 염소를 구경하면 금세 하루가 끝났다. 당연한 이야기이지만 몽골에서 수세식 화장실을 만나기란 쉽지 않았다. 아무것도 없는 허허벌판에 구멍을 파고 나무판자로 벽을 만든 화장실은 불편했지만 금방 익숙해졌다. 하지만 화장실 판자 틈 사이로 볼일을 보는 나를 구경하는 커다란 동네 개와 눈을 맞추는 일은 몇 번을 해도 곤욕스럽기 그지없었다.

다시 한번 당신들과 몽골에 간다면 챙겨가고 싶은 게 아주 많다. 그럴 수 있다면 인스턴트 커피를 잔뜩 챙겨 아침마다 그대들과 나눠 마시고 싶다. 부족한 컵으로 한 모금씩 커피를 나눠 마시더라도 열흘 동안 그대들과 함께 마실 커피가 넉넉히 있으면 좋겠다. 그러다 현지의 누군가가 커피믹스를 마음에 들어 한다면 두고두고 마실 수 있도록 선물 할 수 있으면 좋겠다, 또 옷은 최소한으로 챙기고 함께 나눠 먹을 달달한 주전부리와 긴 밤을 함께 어울릴 수 있는 보드게임도 챙겨갈 것이다. 그런 것들이 없었어도 몽골에서 보낸 시간은 아주 아름답고 즐거웠지만, 그대들에게 받기만 한 것 같은 마음의 짐이 쉽사리 없어지지 않았

다. 다시 한번 코끝이 얼어붙는 몽골에 갈 수 있다면 그대들과 나누고
싶은 못다 한 이야기가 아주 많다.

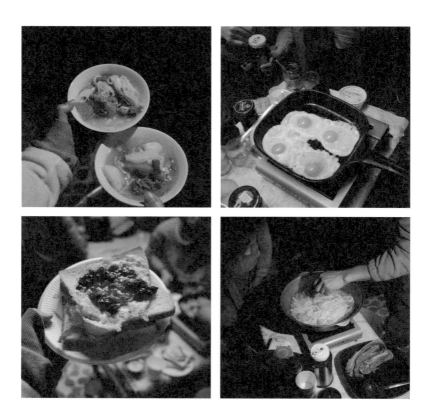

이스탄불에서 보내는 꽃다발

아주 오래 여행을 떠날 거야. 짧으면 일 년 길면 그것보다 조금 더. 여행을 핑계로 나는 일상의 많은 것에게서 도망쳤다. 여행은 아주 정당하고 그럴싸한 핑계였기 때문에 누군가의 기쁨도 무너지는 슬픔도 함께하지 못한 채 그저 짧은 메시지로 모든 것을 대신했다. 여행을 떠나 있는 나에게 그 누구도 직접적으로 서운하다고 말하지 않았고 나 또한 그런 반응을 당연하게 여겼다. 일상에서 멀리 떨어져 나왔기에 소중했던 것들을 홀대해도 괜찮다는 면죄부가 쥐어진 느낌이었다. 그리고 그 느낌은 여행을 조금 가볍게 만들어 주었다.

유달리 날씨가 좋았던 이스탄불에서 고등어 케밥을 잘못 먹고 배탈이 났다. 고등어 반 토막과 야채가 듬뿍 들어있는 3,000원짜리 케밥은 정말 너무 맛있었고 이것 때문에 내가 아프다고 믿고 싶지 않았다. 우습지만 또다시 이걸 먹지 못한다는 생각에 조금 울적했다. 이렇게 저렴하고 맛있는 음식을 포기해야 한다니 속상했다. 하지만 아무리 맛있어도 먹고 탈이 난다면 이야기가 달랐다.

종일 아픈 배를 달래며 내가 할 수 있는 일은 누워서 무기력하게 핸드폰을 보는 일이었다. 창문 밖 화창한 날씨가 얄궂게 느껴졌다. 내일의 일정마저 망치고 싶지 않으면 무리하지 않고 얌전히 누워있는 것이 최선이었다. 그러다 우연히 친구가 오랜 시간을 준비했던 시험의 1차에 합격했고 조만간 2차 시험을 본다는 사실을 알게 되었다. 그 시험에 합격하기 위해 아주 오랜 시간 고생을 했던 것을 알았기에 코끝이 찡했다. 친구라는 단어가 무색할 만큼 나는 너에게 무심했고 그저 피상적인 응원의 말밖에 할 수 없는 사이가 되어버렸다. 우리는 학교를 졸업하고 각자 앞으로 걸어온 길만큼 멀어져 버렸다. 수면 바지를 입고 기숙사 계단에서 몇 시간이고 수다를 떨고 학식을 같이 챙겨 먹으며 뻔한 연애 이야기를 했던 순간은 다 과거의 일이 되어 버렸다. 시시한 어른이 되어버린 우리가 예전과 같을 수는 없겠지만 여전히 난 너에게 한 줌의 가벼운 위안이라도 줄 수 있는 사람이 되고 싶었다. 서둘러 인터넷으로 작은 꽃을 주문했다. 시험에 합격해서가 아니라 지금까지 고생했다고 조금만 더 힘내라고, 아니 넌 지금 충분히 잘하고 있다고 위로하고 싶었다.

이스탄불에서 보내는 이 작은 꽃다발이 너의 하루를 조금 따뜻하게 밝혀주길 기도했다. 별거 아닌 작은 위로가 너의 하루를 토닥거려주었으면 좋겠다고 진심으로 바랐다.

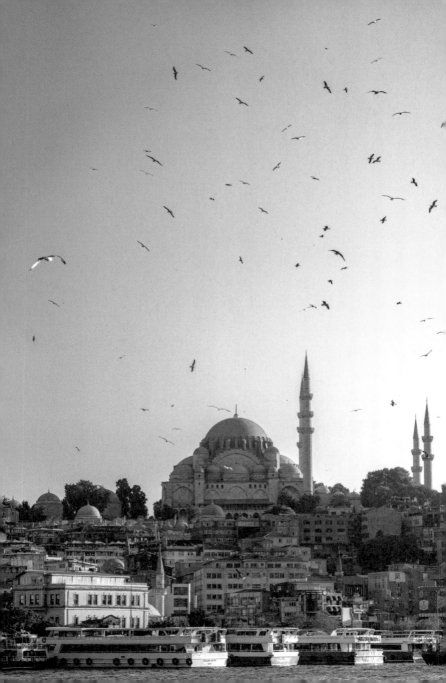

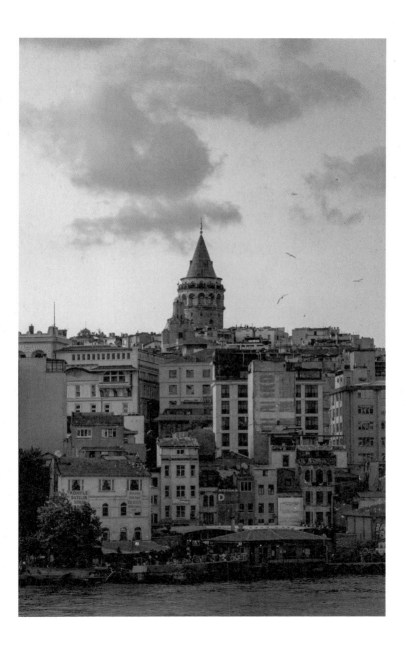

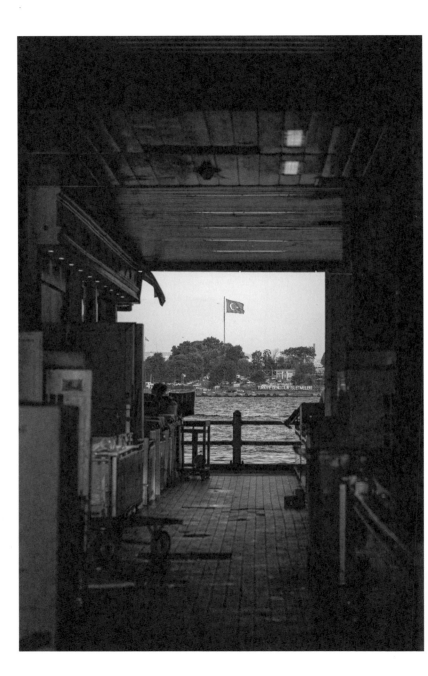

노 머니 피셔맨과 머니 피셔맨

여행은 누군가의 노동의 현장을 엿보는 일이기도 하다. 생계를 위한 노동의 순간이 누군가에게 아름다운 장면으로 기억되는 그 순간을 우리는 여행이라 부른다.

여행자들은 세상에서 가장 완벽한 노을을 만끽하기 위해 인레를 찾는다. 인레를 찾는 대부분의 여행자는 일몰 시각에 맞춰 보트 투어를 신청한다. 작은 보트에 몸을 싣고 반나절 동안 마을 구석구석을 구경하다 호수 아래로 떨어지는 붉게 노을을 감상하는 것으로 투어는 마무리된다. 해가 떨어지는 시간이 되면 낮에는 보이지 않았던 커다란 삿갓을 쓴 미얀마의 어부, 피셔맨들이 속속들이 등장해 노을을 배경으로 멋들어진 포즈를 취하고 그 대가로 팁을 받는다. 그들은 반짝이는 노을 아래 최고의 피사체가 된다. 피셔맨들은 이제는 물고기를 잡지 않았다.

아주 옛날에는 커다란 삿갓을 쓰고 노 대신 발로 물살을 저으며 물고기를 잡았을지라도 그들은 이제 물고기를 잡지 않았다.

나 역시 보트 투어에 참가했는데 일몰 시각이 다가오자 뱃사공이 슬그머니 입을 열었다. 머니 피셔맨? 노 머니 피셔맨? 나는 그 말을 이해하지 못해 어리둥절한 표정으로 뱃사공을 바라보았다. 그는 노 머니 피셔맨에게 가면 팁을 주지 않아도 괜찮다며 노 머니 피셔맨을 보여주겠다고 했다. 그 제안을 딱히 거절할 이유도 없어 알겠다고 가볍게 고개를 끄덕였다. 관광객이 없는 방향으로 뱃머리를 틀자 잠시 뒤 물고기를 잡고 있는 피셔맨들이 나타났다. 뱃사공이 말하는 노 머니 피셔맨은 정말 물고기를 잡는 어부들이었다. 그들은 작은 나룻배에서 그물을 내려 물고기를 잡고 있었는데 진지하게 그물을 던지는 모습에 숙연한 마음이 들었다. 노 머니 피셔맨들은 숙련되고 익숙한 손놀림으로 바지런히 물고기를 잡았다. 그 모습은 온종일 구경해도 질리지 않을 것 같았지만 그 모습을 넋 놓고 바라보는 것도 실례가 될 것 같아 다시 뱃머리를 돌렸다.

해가 뉘엿뉘엿 넘어가고 있었다. 너무 어두워지면 돌아가기 어렵기 때문에 슬슬 투어를 마무리할 시간이었다. 그때 아주 어린 꼬마 아이와 그의 형으로 추정되는 두 사람이 우리 배를 향해 다가왔다. 미얀마 전통 복장을 한 그들은 머니 피셔맨이었다. 다른 피셔맨들은 한참 전에 나타나 사진을 찍히고 돌아갔는데 이 형제는 어쩐 일인지 늦게 출발한 모양이었다. 그 형제는 내 눈을 바라보며 사진을 찍을 것이냐고 물었다. 그들을 딱히 찍고 싶었던 것은 아니었지만 초조해 보이는 눈빛이 마음에 걸려 카메라를 들었다. 피셔맨은 아주 어린 남자아이였다. 나로서는 따라 하기 힘든 멋있는 포즈를 순식간에 취하는 아이에게 팁을 건네주었다. 아이는 받은 돈을 반으로 접어 주머니에 넣었다.

아시아의 마지막 보석이라 불리는 미얀마의 작은 도시 인레에는 두 명의 피셔맨이 있다. 머니 피셔맨과 노 머니 피셔맨. 그들은 각기 다른 방법으로 돈을 벌고 생계를 유지한다. 내가 감히 어떻게 그들의 삶에 관해 이야기를 할 수 있을까. 누군가의 노력과 노동이 있었기에 아름다운 여행이 가능한 것일지도 모르겠다. 타인의 삶을 잠시나마 엿보는 일. 그 순간을 우리는 여행이라 부른다.

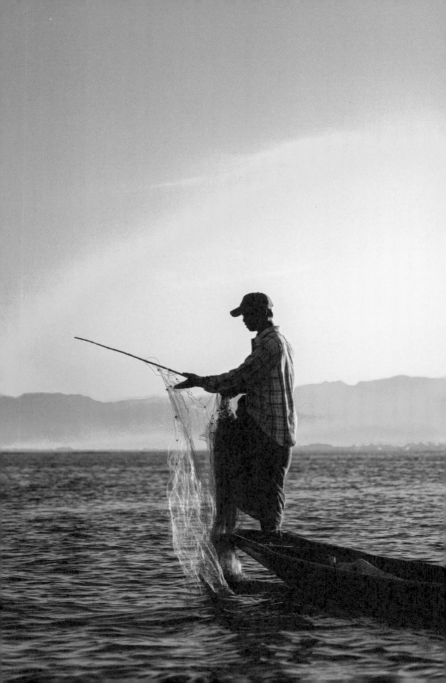

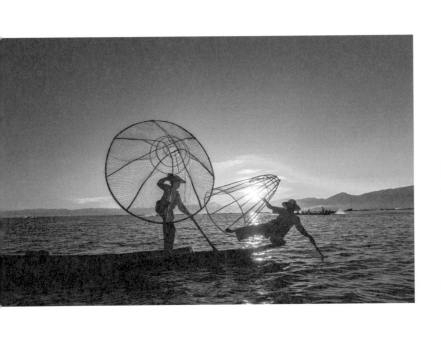

낡고 오래된 것들 가운데

낡고 오래된 것들은 빼면 쿠바에 무엇이 남을까.

많은 여행자가 낡고 오래된 것들을 보러 쿠바를 찾는다. 오래된 자동차와 낡은 건물 그리고 인터넷을 하기 힘든 환경. 이 수고스러움을 감수하기 위해 쿠바를 찾는다. 오래된 것들 사이에서 멈춰진 시간을 보기 위해서 여행자들은 쿠바를 그리워하고 갈망한다. 낡고 오래된 것들 사이에서 완벽하게 맛있는 모히토와 럼 한 잔을 마시기 위해 아주 먼 길을 돌아 쿠바에 도착한다.

쿠바의 수도 하바나는 그 명성에 걸맞게 오래된 건물 사이 매연을 내뿜는 올드카들이 즐비해 있었다. 골목 사이사이 쓰레기가 넘치고 그 옆 리어카에서는 별로 싱싱해 보이지 않는 상추를 파는 상인들이 자리를 지켰다. 하바나의 상징인 말레꼰 방파제에서 보는 노을은 아름다웠지만, 매연으로 몇 분이 지나지 않아 목이 아파져 왔다. 입고 있는 옷에 매연 냄새가 짙게 배는 건 시간문제였다. 말레꼰 방파제에서 보낸 시간은 마치 미세먼지 지수가 매우 높은 날 한강에서 피크닉을 즐기는 것과 같았다. 그곳은 무척 아름다웠지만 로맨틱하긴 조금 어려운 장소였다.

　무너져가는 건물의 외관과 다르게 예약한 숙소는 신식이었고 깨끗했다. 커피머신과 에어컨 그리고 푹신한 침대가 있는 그곳은 안락했고 쾌적했다. 에어컨이 없어 여름 내내 카페로 도망쳤던 자취방보다 하바나의 숙소는 좋았다. 하지만 창문을 열면 보이는 페인트가 벗겨지고 낡은 건물들과 그사이 아무렇게나 널어놓은 빨래들이 보였다. 이 모든 광경이 이상했다. 낡고 오래된, 다른 곳에서 볼 수 없는 쿠바의 시간을 즐기기 위해 여행을 왔는데 아이러니하게도 나는 여전히 깨끗하고 편한 것을 소비하고 싶어 했다. 어떤 여행자들은 쿠바는 더 이상 쿠바가 아니라고 말했다. 인터넷 카드를 사면 공원에서 시간제로 인터넷을 할 수 있고 온라인 예약 시스템으로 숙소도 예약할 수 있으니까 많이 변한 것은 사실이다. 그래서 쿠바가 더 변해버리기 전에 여행해야 한다고 말하는 이들도 있다. 하지만 이곳이 내가 상상한 쿠바가 아니라고 투덜거리며 말할 자격이 우리에게 있을까. 어느 곳에 있든 우리는 변하게 마련인데.

쿠바는 빠르게 변하고 있지만, 여전히 낡은 것들이 많이 남아있었다. 마차, 자전차와 같은 우리나라 근 현대사에 등장할 법한 풍경을 쉽게 볼 수 있다. 인터넷이 가능하긴 하지만 인터넷 카드를 사기 위해서 한 시간 줄을 서야 하고 생활용품을 살 수 있는 가게도 제한적인 것처럼 보였다. 하지만 그 속에서 변하지 않고 큰소리로 노래를 부르고 춤을 추는 쿠바인들이 있었다. 쿠바산 시가를 멋지게 피우고 럼주를 마시며 여느 가수 못지않게 노래를 잘하며 흥이 많은 쿠바 사람들이 있었다. 동양인 여행자가 신기한 듯 수줍게 인사를 건네는 어린아이가 있었고 길을 헤매는 나에게 친절하게 버스표를 살 수 있는 곳을 알려주는 친절한 할머니가 있었다. 그곳에서 나는 한 해의 마지막을 보냈다.

낡고 오래된 것들이 사라진 쿠바에서도 노래하며 춤추는 그들이 있을 것이다. 시간이 많이 흐른 뒤에도 그들이 이 쿠바를 여행하게 되는 이유가 되었으면 좋겠다. 낡은 것들이 모두 사라진 후에도 쿠바의 거리에서는 여전히 지금과 같은 노랫소리가 빼곡히 울려 퍼질 것 이다. 그것만으로 내가 쿠바를 다시 와야 하는 이유는 이미 충분했다.

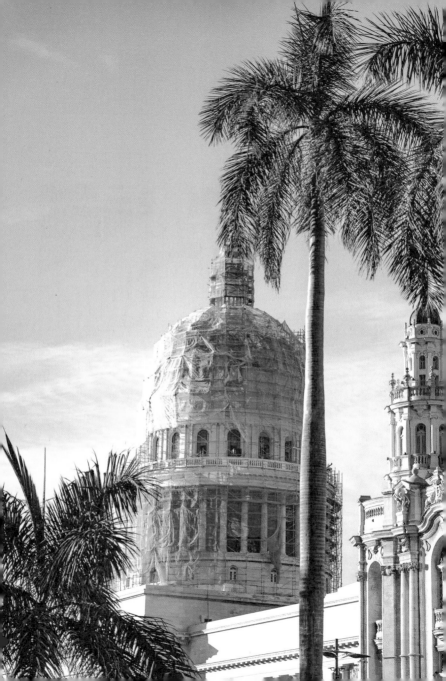

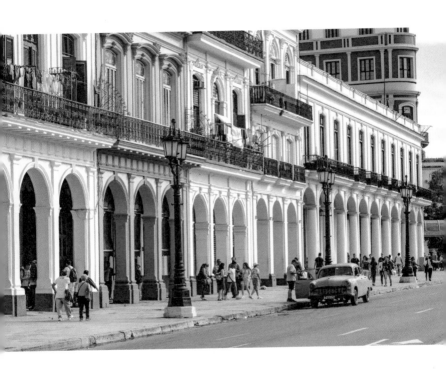

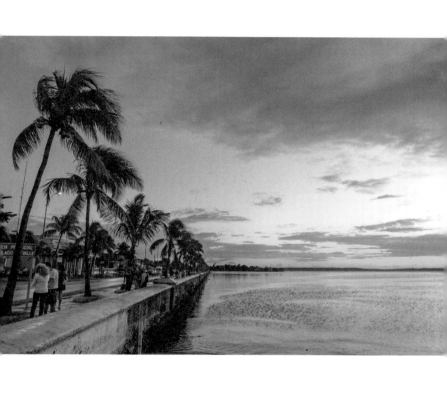

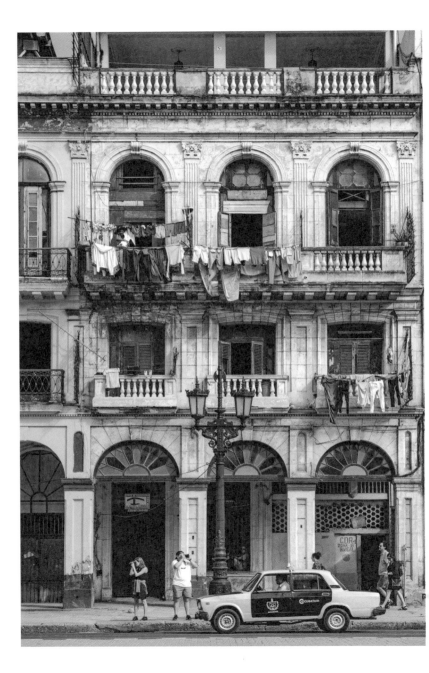

여행이 아니었으면 좋았을 텐데

사람들에게 종종 부럽다는 이야기를 들었다. 그들은 아무 미련 없이 훌쩍 떠날 수 있는 용기가 멋있다고 말했다. 그럴 때마다 나는 어쩔 줄 몰라서 어색하게 웃거나 조금 식은 커피잔을 만지작거렸다. 그것 이외에 내가 할 수 있는 대답이 없기 때문이었다. 사람들의 부러움과 다르게 나는 늘 내가 여행을 하지 않아도 괜찮았으면 좋았을 터라고 생각했다. 하고 싶은 일이 여행이 아니었으면 좋았을 텐데 왜 나는 여행을 떠나는 걸까. 조금 마음이 먹먹해졌다. 여행하지 않아도 괜찮다고 여행이 아니어도 행복할 수 있다고 턱 끝까지 차오르는 말들은 삼키고 또 삼켰다.

있잖아 왜 여행이 떠나고 싶어?

사실 나라는 사람을 훌쩍 도망치는 것 이외에 다른 것을 선택할 용기 없었던 사람일지도 모른다. 글을 쓰고 싶다고 말했지만 제대로 된 원고 한번 마무리 지어 본 적 없는 나. 운동하겠다고 말하지만 금방 포기하고 마는 나. 살면서 꼭 한 번은 탈색해보고 싶었지만 결국 용기를 내지 못한 나. 나라는 사람은 늘 타협하고 도망치고 엉망으로 넘어지며 바보같이 끊어버려야 할 일들을 놓지 못한다. 하지만 여행은 그저 훌쩍 떠나기만 하면 되는 일이라 나에게는 어려운 일이 아니었다. 오히려 나에게는 무엇인가를 꾸준히 일상에서 노력하는 일들이 더 어려웠다. 나는 그런 당신들이 부러웠다. 주말에도 공부하기 위해 아침 일찍 일어나 학원을 가고 꿈을 위해 몇 년이고 묵묵히 한 자리에서 노력하는 사람들. 혹은 나중에 멋진 빵 가게를 열거라며 제빵을 배우거나 용기를 내서 새로운 무엇인가를 시작하는 사람들. 그냥 난 매일 반복되는 일상에서 작지만 빛나는 무엇인가를 위에 노력하는 당신들이 부러웠고 또 부러웠다. 그래서 난 왜 그러지 못하는지 속상했다. 그냥 내가 잘하는 일은 버티다 더 견디지 못해 훌쩍 떠나는 일뿐인걸. 나 또한 마음을 떠남이 아닌 새로운 시작을 위해 오롯이 쏟아버릴 수 있으면 좋을 텐데.

하지만 결국 이러니저러니 해도 난 여행을 좋아한다. 좁은 방에서 세상이 끝날 것처럼 울다 도망치듯 여행을 떠나고 다시 한번 잘 살고 싶어 돌아온다. 우리는 누구나 도망칠 장소가 필요해서 여행을 떠난다. 좋아하는 음악을 들으며 뜨거운 물로 샤워를 하고 사랑스러운 길고양이에게 밥을 챙겨주는 그 순간들이 당신에게 살아갈 힘을 준다면 그 시간은 당신에게 작은 여행이 될 것이다. 그러니까 다시는 돌아오지 않을 사람처럼 다 버리고 떠나지 않아도 괜찮다고 말해주고 싶다. 떠나지 않아도 당신은 충분히 용기 있고 잘하고 있으니까. 그럼에도 불구하고 일상의 무게에 지쳐 훌쩍 떠나고 싶으면 떠나도 괜찮다. 당신이 길 위에서 만나는 작은 찰나의 순간들이 인생의 아름다운 한 장면이 되기를 기대한다. 내가 길 위에서 만난 사소하지만 반짝이는 순간들이 잊지 못할 하나의 이야기가 되었던 것처럼 부디 당신의 여행도 그러하길.

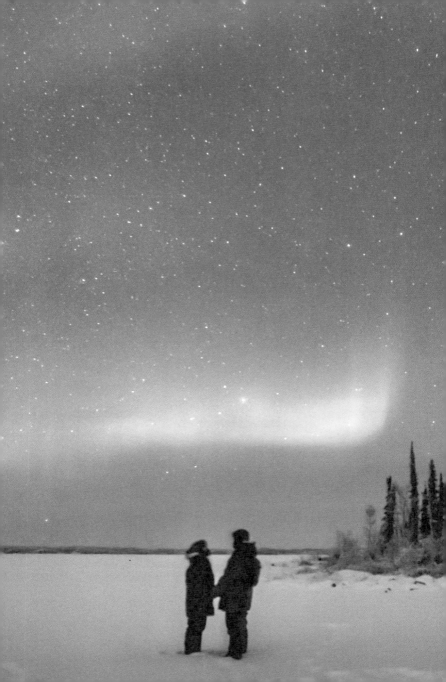

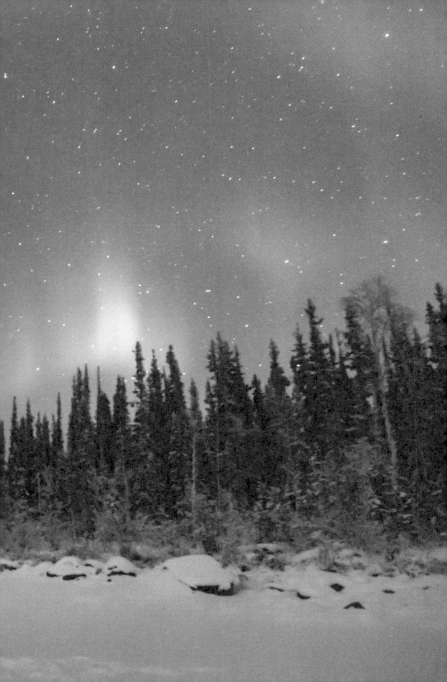

* 지구를 위해 친환경재생지를 사용합니다.

여행이 아니었으면
좋았을 텐데

초판1쇄   2020년 9월 19일
지 은 이   조아연
펴 낸 곳   하모니북

출판등록   2018년 5월 2일 제 2018-0000-68호
이 메 일   harmony.book1@gmail.com
전화번호   02-2671-5663
팩   스   02-2671-5662

979-11-89930-52-3 03980
ⓒ 조아연, 2020, Printed in Korea

값 17,600원

이 도서의 국립중앙도서관 출판예정도서목록(CIP)은 서지정보유통지원시스템 홈페이지
(http://seoji.nl.go.kr)와 국가자료공동목록시스템(http://www.nl.go.kr/kolisnet)에서 이
용하실 수 있습니다.
CIP제어번호 : CIP2020035334

색깔 있는 책을 만드는 하모니북에서 늘 함께 할 작가님을 기다립니다.
출간 문의 harmony.book1@gmail.com